巧用小偏方治病一本通

民间实用中医养生系列

薛磊　主编

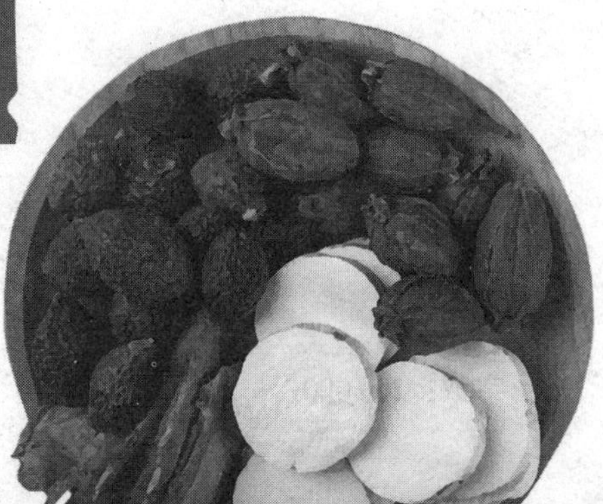

天津出版传媒集团
天津科学技术出版社

图书在版编目（CIP）数据

巧用小偏方 治病一本通 / 薛磊主编—天津：天津科学技术出版社，2015. 1（2022.6 重印）

ISBN 978-7-5308-9540-5

Ⅰ. ①巧… Ⅱ. ①薛… Ⅲ. ①土方—汇编 Ⅳ. ① R289.2

中国版本图书馆 CIP 数据核字（2015）第 010657 号

巧用小偏方 治病一本通

QIAOYONG XIAOPIANFANG ZHIBING YIBENTONG

责任编辑： 梁 旭

责任印制： 赵宇伦

出 版： 天津出版传媒集团 / 天津科学技术出版社

地 址： 天津市和平区西康路 35 号

邮 编： 300051

电 话：（022）23332369（编辑室）

网 址： www.tjkjcbs.com.cn

发 行： 新华书店经销

印 刷： 三河市刚利印务有限公司

开本： 710 × 1000 1/16 **印张：** 16 **字数：** 200 000

2022 年 6 月第 1 版第 2 次印刷

定价： 42.80 元

前言
preface

偏方，源于常年的生活经验积累和中医药的知识，虽然有些偏方难以用现代医学理论或中医的观点解释清楚，但确实行之有效。这恐怕也是偏方历经千年不衰的原因吧！

其实，健康在于细节。比如在日常生活中就有一些手边的“好药材”“好疗法”，常常效验如神，为何不试一试呢？本书所列偏方取自民间与临床研究，而且删繁就简，与生活息息相关。

很多源于民间的土方、偏方和验方的历史已经非常久远，为实践所证。疗法独特、疗效显著，基本没有副作用，非常适合居家使用。这些方子很好地将民间医学与中医学相结合，用到的材料很多都是日常生活中可以见到的食物，不仅易于获取，还便于制作和服用，非常贴近大众。

本书在编辑的过程中，经过多次考证、查阅，对中国民间偏方的临床效果进行反复筛选、甄别，得出一个观点：在急救与外科领域，小偏方虽然有不足之处，但是对于一些慢性疾病，小偏方的效果更为显著和安全，并且是将食疗与药疗相结合，更容易被广大群众所接受。虽然方法看似简单，但对某些病症却有独特的疗效。本书所讲述的小偏方在临床实践中取得了非常好的效果，贴近生活、更为实用。这本书上所记录的方子在采集、制作和服用方面，均能因时变化、简便可行。

本书内容丰富、通俗易懂、体例简明，可供广大患者自学自用，无论有无医学知识，均能一看就懂，一学就会，是一部即查即用的家庭必备健康手册。需要强调的是，本书非常适合慢性病或者初病的患者，对于突发的急症、重症，编者建议患者及时接受专业医师的诊治，以免耽误疾病的治疗。基于对广大读者负责任的态度，尤其需要注意的是，书中所写的小偏方并非适合所有人群，也就是说，有些偏方在一些人士身上会有效，在另外一部分人身上可能看不到效果。总之，要尊重个体生理和病理的差异性，可斟酌自身的条件使用。

目录
contents

第一章 护肤美颜小偏方，让你脸上倍有光

第二章 快速消炎小偏方，炎症疼痛一扫光

第三章 滋补润脏小偏方，舒心润肺通肝肠

第四章 伤筋动骨小偏方，活血散瘀疗外伤

第五章 妇科常用小偏方，保障女性的健康

第六章 瘦身塑形小偏方，还你健康与漂亮

第七章 男科杂症小偏方，难言之隐不再慌

第八章 孕妇护理小偏方，呵护母子帮大忙

第九章 儿童疾病小偏方，花小钱儿奏大效

第十章 老年疾病小偏方，抗衰防老精神爽

第十一章 日常疼痛小偏方，小恙无须医生帮

chapter 1

| 第一章 |

护肤美颜小偏方，让你脸上倍有光

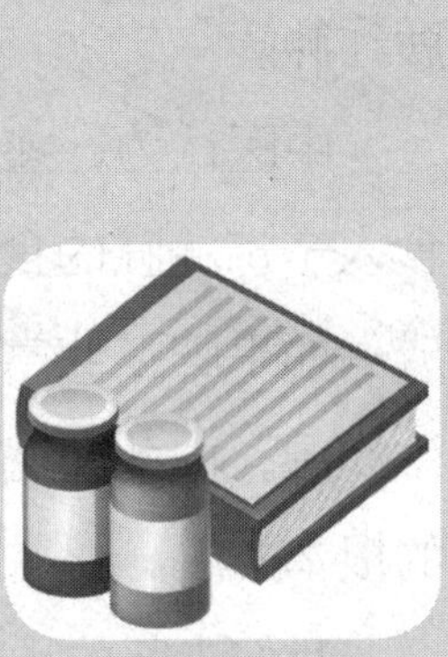

萝卜红枣汤，轻松治痤疮

痤疮俗称“青春痘”，为慢性炎症性毛囊皮脂腺疾病，是皮肤科最常见的疾病之一。青春期人体内的激素会刺激毛发生长而导致皮脂腺分泌更多的油脂，毛发和皮脂腺因为堆积了很多的物质致使皮肤红肿。

中医认为，痤疮出现的主要原因是肺热熏蒸，蕴阻肌肤。人体食入辛辣油腻的食物而生热，结于肠内，循经上炎，涌进面部而形成。如果脾脏非常虚弱而失去健运、运化不调、水湿内停，就会化生痰湿，由此而出现痤疮。所以，清热化湿、保养脾胃是治疗痤疮的根本办法。

我们小区的小芳年轻漂亮，可就是脸上的青春痘让她失色几分，这让小芳非常苦恼。小芳自己说，刚开始发育的时候脸上就开始长青春痘，但是她的父母认为这个年纪长青春痘非常正常，并没有把这件事情放在心上，小芳也觉得过了青春期就没事了。如今，小芳都参加工作了，可是脸上的青春痘却没有消失，谈恋爱的时候也没有自信。小芳觉得，可能自己的问题不仅仅是青春期了，应该对身体进行调养了。

小芳这种情况并不少见。现在很多人在饮食上有不少坏习惯，总是暴饮暴食、贪食生冷，街边小摊、膨化食物、火锅烧烤都让她们管不住自己的嘴，贪嘴但是运动量少，于是体内生湿生热，脸上自然就会长出很多青春痘。

在对小芳进行询问的时候，她提到自己总是口渴，偶尔还会有痰，于是我给她介绍了这样的方子：红枣 10 个，生萝卜 200 克洗净，加入 3 碗水煮成 1 碗，一天之内在 2 ～ 3 次之内饮用完。萝卜的作用是消食健脾、下气化痰、解毒生津，在《本草纲目》之中提到，萝卜“化积滞，解毒，散瘀血甚效”。红枣可以补脾和胃、生津益气，医学家李杲称其能“缓阴血，和阴阳”，可以调和气血。根据现代医学药理反应发现，红枣当中含有丰富的蛋白质、氨基酸、糖类、维生素 A、维生素 B2、维生素 C、维生素 P、有机酸等，并富含钙、磷、钾、铁、镁、铝等微量元素以及大量的环磷酸腺苷等，具有健脾、保肝、降低胆固醇、增加白细胞、抗过敏等作用。

小芳依据我开的方子吃了一个月，复诊的时候脸上的情况好了很多，肤色渐显红润，同时肤质也越来越好。小芳心情也舒畅多了，这些年都不好意思见人，现在终于可以舒一口气了。

青春痘是面部的病症，除了内服，也能选择外敷的治疗方法。到药店购买一支维生素 B6 软膏，经常在患处擦抹即可。维生素 B6 主要作用于肌肉、血液、神经、皮肤等部位，维生素 B6 缺乏的时候会感觉食欲不振、食物营养吸收率降低，严重缺乏的时候会出现粉刺、贫血、关节炎等。维生素 B6 是人体脂肪和糖代谢的必需物质，女性的雌性激素代谢也是不可缺少维生素 B6 的，对防治一些妇科疾病具有极大的帮助作用。维生素 B6 软膏中的凡士林防水性非常好，是一种极好的补湿产品，可以起到调理肌肤的作用。

当然，治疗痤疮非常困难，在生活中必须要注意饮食调节，保持面部卫生以及舒畅的心情，多喝水，多吃生鲜蔬菜，保证代谢功能正常。

常吃黑芝麻，白发变黑发

正常人在进入老年时期头发自然变成白色，这是一种身体机能退化的表现，但是如果是少白头就应该引起注意。少白头所说的是，在青少年时期或是青年时出现白色头发，最开始的时候会出现极为稀疏的少数白发，大多数首先出现在头皮的后部或顶部，夹杂在黑发之中是花白头发，此后随时间的推移，白发会突然或逐渐增加。

通常而言，很多先天性少白头的人都有家族遗传史，往往出生的时候就有白头发，或是头发变白要比正常人早，此外没有其他异常的表现。后天性少白头有多种原因，如缺乏蛋白质、长期营养不良、维生素以及某些微量元素（如铜）不足等，都会导致少白头。某些慢性消耗性疾病如结核病等也会造成营养不良，这些病症患者的头发都会要比正常人提前发白。有些年轻人在非常短的时间内，头发大量变白，这与情绪有很大的关系，如过度悲伤、焦虑等精神疲劳、严重的精神创伤等。

有一天晚上，我刚吃完晚饭，我姑姑给我打来电话向我询问治疗少白头的方法。我非常纳闷，就问姑姑怎么突然会问这个事情。原来，姑姑帮助一个亲戚找对象，小伙子人很精神，就是头发很白，让人觉得不舒服。就是因为头发的事情，对象不知道相看了多少个，始终没有如愿的，而且据那个小伙子说自已从小头发就是这样的。姑姑觉得不是个事，所以向我询问有没有什么好方法。

从中医学的角度看，与头发关系最为密切的脏器是肝肾，肾藏精，肝主血，其华在发，肝肾虚则精血不足，头上毛囊得不到充分的营养，其合成黑色素的能力减弱，就会出现白发。反之，肝肾强健，上荣于头，则人就生出乌黑浓密的头发。中医认为，“发为血之余”，头发的生长与气血的濡养有关。气血旺，那么头发就会非常旺盛的生长；气血衰，就容易出现少白头的现象，即使是家族遗传的情况，只要经过细心的调理，也可以长出乌黑浓密的头发。

我便将一个非常简单的方子告诉了姑姑：将等量白糖、黑芝麻粉均匀搅拌，每天早晨晚上用温开水冲服，剂量控制在50克左右，也能将其冲入米粥、豆浆、牛奶之中，必须长期坚持服用。《日华子本草》中曾提到，黑芝麻有“补中益气，养五脏”之功，具有益气力、补肝肾、填脑髓、长肌肉的功效，针对肝肾精血不足而引起的须发早白、眩晕、皮燥发枯、脱发、五脏虚损、肠燥便秘等病症有治疗作用，对于滋养头发、养发护发而言，更是效果明显。白糖性平味甘，可以起到生津润肺，补中缓急的作用。在《食疗本草》当中称其有“润肺气，助五脏津，补精血”的作用，对于肝肾精血不足、肺燥导致的皮肤干燥、久咳喉干或眩晕耳鸣、头发早白能起到治疗作用。

此后，姑姑经常向我“报告”病情，说那个男孩子的头发比先前强了很多，白头发渐渐少了，后长出来的头发也全是黑色的。我告诉姑姑，那个男孩子平时应该多锻炼一下身体，多吃些补气补血、保养肝脏的食物，头发变黑的效果会更好。

还有一个非常好的方子：黑芝麻250克、女贞子500克，用水煎服约20毫升，一日服2～3次。这个方子针对阴虚血燥型的白发有明显效果。女贞子性凉，味甘、苦，入肾、肝两经，有明目乌须、滋补肝肾的功效，针对少白头、肝肾阴虚、眼目昏暗、阴虚发热等病症有明显的效果。

陈醋、洋葱头，头屑不再留

一提起头皮屑，可能有人就会皱起眉头，大家可能觉得这只是外观问题，并不会认为是一种病。其实，这种看法是严重错误的。

头皮屑在医学上被称之为“头皮糠疹”，医学家研究认为这是一种名为马拉色菌的真菌引起的皮肤病。马拉色菌在人的头皮上大量繁殖，从而造成角质过度增生，促使角质层细胞以白色或灰色鳞屑的形式异常脱落，这样从头皮脱落的鳞屑被称之为“头皮屑”。

当人的头皮生态平衡被打破的时候，极容易引起头皮屑。良好、健康的头皮环境是由油脂、菌群、代谢这三者共同的平衡所维持的。头皮油脂分泌失衡，头皮自然就会变得非常的油腻；头皮菌群环境失衡，随之滋生大量有害细菌，自然就会感觉到头皮发痒；而头皮角质层过度代谢，脱落之后便是头屑。若是肉眼可以清楚地看到头皮屑，表明头皮环境已经遭受了严重的破坏，只是清理头发是不能彻底祛除头屑的，最好的做法就是对头皮进行科学的管理。

我在读高中的时候就有非常严重的头皮屑。那时候，我将要面临高考，各科的考试卷子堆积如山。我希望能够考个好一点的大学，可以说是挑灯夜读，早晨起来的还非常早。于是，个人卫生问题就不是很在意，有的时候用冷水，有的时候用热水，最忙的时候干脆就不洗了，这样的做法将从小养成的头皮代谢规律打破了，头皮屑如雪花一般掉落。

高考临近了，头皮屑让我的心情非常郁闷，这是在毁掉我自己的形象，于是便让我母亲帮我找个解决办法。过了几天，我母亲说出了一个让我很好奇的方法。我母亲让我买一个洋葱，将皮全都剥下来，捣碎成泥，然后再用纱布包好，轻轻地擦拭头发。让洋葱汁在头上浸几个小时再用开水洗净。

开始我觉得这个方法有些可笑，但是觉得倒也简单，便按此进行。令我意想不到的是，只是过了两天，头皮屑就已经完全不见了。后来直到我学医之后才知道其中的道理。洋葱性温，味辛甘，有解毒杀虫、健胃润肠等功能。洋葱之中含有丰富的胡萝卜素、维生素、咖啡酸、槲皮素、芥子酸、桂皮酸、原儿茶酸、挥发油等成分，这些都是含硫化合物，具有非常好的杀菌止痒、滋养头发的作用，能够帮助头皮恢复代谢平衡。

不仅是洋葱头，后来在学医期间我又接触到另外一个方法。用老陈醋兑水同样可以起到去屑的作用。每1 000毫升温水之中加入150毫升陈醋，充分搅拌之后洗头，每天一次，不仅可以止痒去屑，而且对脱发有预防作用。醋是中医比较常用的药物，内服外敷均可。醋能够治癣疗疮、解毒杀虫的功效，对于头皮上的马拉色菌起到抑制生长的作用。如果醋水之中放入生姜效果会更加明显，因为生姜可以起到行气血、活血散瘀的作用，对于头皮下的毛细血管有扩张作用，增加头发毛囊的血流供应，帮助头皮恢复平衡，达到治头屑、护发养发的作用。

此外，日常生活中还应该多吃蔬菜水果，不管多忙也要保持健康的心情，有规律地勤洗头，水温适中，这样才能有效杜绝头皮屑的发生。

陈皮山楂，黄褐斑蒸发

黄褐斑也被称之为“肝斑”“蝴蝶斑”，是一种常见的颜面色素沉着斑，女性多发，主要是因为女性的内分泌失调、各种妇科疾病、肝肾疾病以及极大的精神压力等引起的。而从中医学的角度来讲，黄褐斑是因为邪犯肌肤、气血不和、肝郁气滞、气滞血瘀导致的。肝失条达、气机郁结、郁久化火、灼伤阴血等情况都会造成面部气血失和、脾气虚弱、运化功能减弱，从而不能使气血及时运送到面部位置而导致的。

王小姐就是因为黄褐斑的问题前来就诊。王小姐今年刚刚30多岁，身体还算可以。但是，随着年龄的增长，脸上的黄褐斑也随之增多，这让王小姐极为苦恼。黄褐斑也是身体亏虚的一种信号，所以，王女士希望通过吃中药调理自己的身体并且改善“面部情况”。

我先是了解了一下王小姐的情况，了解到王小姐还是独身一人。父母经常催促其结婚，但是王小姐一直没有合适的对象，一方面是自己的年龄越来越大，一方面是父母的催促，这让王小姐非常苦恼。

王小姐的病主要是因为忧思烦闷，从而导致肝气受损、气机郁结，进而严重影响了身体的气血活动，最后在脸上呈现出病症。所以要想将黄褐斑治好，就必须补血调气。

我给王女士开的方子是，陈皮、山楂适量，加入开水之后煮沸，晾凉，最后加入蜂蜜就可以饮用了。山楂性微温，入脾、胃、肝经，有活血化瘀、消食健胃的功能。在《本草求真》之中记载：“山楂，所谓健脾者，因其脾有食积，用此酸咸之味，以为消磨，俾食行而痰消，气破而泄化，谓之为健，止属消导之健矣。至于儿枕作痛，力能以止；痘疮不起，力能以发；犹见通瘀运化之速。”陈皮所起的作用包含三点，一是导胸中寒邪，二破滞气，三益脾胃。这三点之中最重要的就是行脾胃之气。蜂蜜营养成分是最为丰富的，能补虚缓中，在《本草纲目》之中记载，蜂蜜“和营卫、润脏腑，通三焦，调脾胃”，可以对黄褐斑起到辅助治疗作用。

王小姐按照这个方法服用一个多月，黄褐斑慢慢好起来，果然不再加重了，皮肤也变得水润、有光泽。

此外，不仅是山楂、陈皮，豆类也能起到治疗黄褐斑的作用。绿豆、黄豆、赤小豆各100克，洗净之后加水浸泡，捣汁之后再以水煮沸，调入白糖饮用，一日三次。中医学认为，黄豆有补虚开胃、填精髓、益颜色、健身宁心、润燥消水、健脾宽中的功效。李时珍在《本草纲目》之中讲过，黄豆可以起到“容颜红白，永不憔悴”“作澡豆，令人面光泽”。绿豆味甘性凉，有解毒清热的作用，在《本草求真》中提到，绿豆“能厚肠胃，润皮肤、和五脏及资脾胃”。赤小豆就是常说的红豆，也是中医常用的药材。在《本草纲目》之中记载，赤小豆“味甘，性平，排痈肿脓血，疗寒热，治热毒，散恶血，除烦满，健脾胃”。可见，这三种豆类都能够起到滋补气血、调和脾胃的功能。

湿疹莫发愁，黄瓜皮能解忧

湿疹是一种常见的、由多种因素引起的表皮及真皮浅层的炎症性皮肤病，也是一种过敏性皮肤病，以皮疹多样性、对称分布、剧烈瘙痒、反复发作、易演变成慢性为特征。临床上，湿疹有渗出性、对称性、瘙痒性、多形性和复发性等特点，可发生于人体任何部位、任何年龄、任何季节，在冬季发病最为厉害。

从中医学的角度来看，湿疹是由湿邪引起的，湿可蕴热，发为湿热之症，久湿则伤脾脏，热则伤及阴血，而致虚实夹杂之症。所以，补脾养血、去湿热是治疗湿疹的根本方法。

记得我还是学生的时候，与同学们到大西南采风游玩，顺便了解当地的风土人情，并采集相关的草药标本。因为我是北方人，从未到过南方，而且正逢盛夏，南方的气候非常潮热，在山区待了一个月，我身上就开始起湿疹。

那时候的我虽然只是学生而已，但已经知道了两个治疗湿疹非常有效的药方。一个就是黄瓜皮汤，削黄瓜皮若干，用水煎 3 分钟左右，然后加入糖服用，一日 3 次。黄瓜的主要作用是清热解毒，在《陆川本草》则称其可以“治热病”，在《日用本草》之中称其可“除胸中热”。白糖的作用是润肺生津、补中缓急，对于肺燥咳嗽起到辅助治疗的作用。

另外一个办法就是将冬瓜带皮切块煮汤。冬瓜是夏季的时令蔬菜，夏天非常的炎热，心情烦躁、闷热不舒服的时候吃一些冬瓜就能得到缓解，主要是因为冬瓜性寒，有清热、利尿、化痰、解渴等多重功效，也能治疗痰喘、痔疮、水肿、暑热等症。冬瓜若是带皮煮汤，可以起到消肿利尿、解暑清热的作用。在《日华子本草》当中提到，冬瓜有“除烦，治胸膈热，消热毒痈肿”的作用。

于是，我便问领路的老农是否有苦瓜与冬瓜。山里的老乡回答我说，黄瓜、冬瓜的确有，但是两个方子都需要煮汤喝，可山里不能随意起火。我当时有些沮丧，可老乡却从山田之中挖出两块马铃薯来，就着溪水洗干净，削了皮，捣成泥后敷在我的胳膊上，用纱布一包。老乡说，这个办法是老辈人传下来的，一天换 3 次，湿疹不用 3 天准好。

马铃薯，原名“洋芋”，味甘，性平，外敷有解毒消肿的功效。

根据研究证明，马铃薯可以起到保养容颜、润泽肌肤的作用。将新鲜的马铃薯汁液涂于皮肤表面，有非常好的增白作用；夏天若是被太阳晒黑、晒伤，马铃薯汁在清除色斑上有很好的效果，并且无毒副作用。将马铃薯切成片敷在脸上，具有护肤美容、减少皱纹的作用。年轻人油脂分泌都非常的旺盛，经常受痤疮、青春痘的困扰，用棉花蘸上新鲜的马铃薯汁涂搽，可以缓解这个症状。

湿疹患者在平时应该注意减少外部刺激，包括搔抓、热水烫、日晒等；衣着宽松，生活要有规律，劳逸结合；尽量不要穿化纤或毛制品；最好不要吃鱼虾、辣椒、浓茶等。同时注意调节心情，从沉郁的怪圈当中走出来。

嘴唇干燥，来点眼药膏

每到秋冬季节，气候就变得非常的干燥。这个时候，我们的皮肤也是非常干燥的，极容易皴裂。

梁女士在下班回家的时候不小心将脚扭伤了，于是到我这里做检查。检查后发现问题不大，只是非常轻微的扭伤，并没有伤及骨头，倒是她脚底板有几块医用胶布，让我感觉很奇怪，便问她怎么回事。原来她的脚上裂了几道口子，一走路就非常疼，所以同事劝她将伤口用胶带粘上，虽不那么疼了，但是伤口愈合非常缓慢。她揭开胶布，我便看到一道细长的裂口，还有血液渗出。

我对她说，这是皮肤皴裂，可以选择外涂红霉素或者四环素眼膏，非常经济实惠。需要注意的是，在涂抹药膏之前，最好是先用温热水泡脚约 20 分钟，然后用小刀将脚上的角质皮刮去。刮完之后，在裂口的地方涂抹药膏，如果裂开较深，最好是用药膏填满，最后贴上医用胶带。每天涂一次，最好坚持约一周的时间。梁女士将我开的药拿了回去，一周之后复诊，脚踝的扭伤以及脚底的皴裂基本都痊愈了。

皮肤皴裂好发于手掌、脚掌处，主要原因就是皮肤的油脂不足。油脂有两个作用，一是隔水，皮肤上面若是有充分的油脂，水分就不易丢失；二是油脂对于皮肤的正常代谢有很大的意义。

在非常寒冷的冬季，皮肤是最容易发生皴裂的，这是因为冬季气温干燥，空气中所含水分较少，相比较其他季节，皮肤之中的水分更容易被挥发出去。另外，皮脂腺在温度低的情况下分泌的油脂减少，所以，假如患者在冬季的时候总接触碱性物质，比如经常用肥皂洗手洗脚，或者是经常与碱性物质打交道，比如建筑工人，总是接触碱性非常大的石灰水，皮肤上的油脂就会被洗得干干净净，从而出现皮肤皴裂。

用四环素或者红霉素眼膏外涂患处，对于皮肤皴裂的治疗效果非常明显，眼膏的主要成分是油脂加抗生素，不仅可以帮助皮肤补充油脂，同时还能杀菌消炎。

此外，眼膏对春季的嘴唇干燥也有调节作用，其中的道理与治疗手脚皮肤皴裂是相通的。市面上有很多类型的润唇膏，主要成分是凡士林油脂，而红霉素眼膏之中也含有大量的凡士林，能够起到与润唇膏相同的作用。而且，红霉素有杀菌消炎的作用，对于那些干裂、流血、破口的嘴唇，红霉素发挥的功效要远强于润唇膏，而且价格非常的实惠。

另外，秋冬季嘴唇非常干燥的时候，最好不要用舌头舔嘴唇。舌头上的唾液虽然可以将嘴唇变得湿润，但唾液当中并没有油脂，没有保湿隔水的作用，不管舔多少次，很快就会被蒸发，结果越舔越干燥。最麻烦的是，唾液当中有唾液淀粉酶、黏液素等蛋白成分，水分一旦被蒸发，这些蛋白就会“干”在嘴唇上，就是有时候能够见到的“干糊”，这层干糊失水后会收缩、起皱，紧紧地附着在嘴唇上，就会感到极为难受。

毛孔粗大也无妨，葡萄面膜来帮忙

王丽马上就要毕业了，并且在一家不错的单位实习。但王丽也有自己的烦恼，原来她一直以来都被皮肤问题所困扰。自从成年以后，她脸上的毛孔就很粗大而且油腻，脸上时常有粉刺或黑头的痕迹。毛孔粗大不仅让皮肤显得凹凸不平，而且不断分泌油脂，想化一个标准的职业妆都非常难。在学校的时候只有同学们能见到，毛孔粗大些也无妨，但是即将步入社会，怎么见以后的同事、领导呢？

为了改变这种状况，王丽找到了我，希望我能够帮助她找到解决的办法。我想了想，药物对于皮肤来说都有一定的刺激作用，最好还是选择天然的“护肤品”。于是我就向她推荐了葡萄面膜。材料容易找到，而且不会对皮肤造成损害。

主要材料：红葡萄酒 1 小杯、鲜葡萄若干、米粉若干。

具体做法：

（1）先将鲜葡萄洗净去皮，去除籽后捣烂。

（2）将葡萄酒、米粉加入，制成糊状。

（3）涂抹在面部，等将要干燥时用温水洗净，每周可进行一到两次。

这个方子主要是利用葡萄、葡萄酒之中丰富的“酒石酸”成分，酒石酸是果酸当中的一种。据研究表明，酒石酸的美容功效非常好，针对粗大的毛孔而言，酒石酸能够起到两种作用：一方面能治疗痤疮，痤疮大多是皮脂腺角化异常造成的，也就是说皮脂腺开口处的地方有过度的角质增生，堵塞出口，导致排泄不畅通、皮脂堆积，也就渐渐将毛孔撑大，而酒石酸能够使角质细胞之间的粘连性减弱，细胞间发生分离，从而将皮脂腺的细胞分解、剥脱，让出口畅通，减少皮脂堆积，这样一来，毛孔也就随之收缩；另一方面，酒石酸作为果酸，能够促使皮肤深度组织增生、胶原纤维增多，随之增加弹性，帮助毛孔自我修复，使毛孔收缩。

此外，酒石酸不仅可以促进皮脂腺处的角质细胞分解、剥脱，而且对于整个表皮细胞也有“再生”作用，外用可以起到“换肤”的作用，非常适合王丽被痘痘困扰多年、面部皮肤伤痕很多的皮肤。研究还发现，对于脸上有粉刺的患者，面部会有“痤疮丙酸杆菌”的感染情况，而这种细菌在碱性的环境下才能活下去，酒石酸是酸性物质，有一定的抗菌作用。

王丽使用这个方法两个月后，脸上的肌肤变得红润又有光泽，粗大的毛孔也不见了。

但是女性朋友应该注意，这样的面膜虽然效果好，但也有引起皮肤过敏的可能，因此不可以频繁地使用，一周最好一次。

淘米水洗脸，轻松洗去“满面油光”

很多女孩都面临着一个让人挠头的问题，那就是脸上的皮肤油腻腻的，看上去油光满面。通常面对这种情况，大多数女孩会选择用强效去油的洗面奶和吸油纸来解决。其实，这对于女孩的面部肌肤来说并没有什么好处，容易导致毛孔粗大。而且吸油纸的价格相对来说贵一些，有些出油严重的女孩每天用吸油纸就要花掉几十元。

市面上确实有些品牌的吸油纸效果不错，但是价格并不能被大众所接受，下面就来为大家推荐一个简便又实惠的方法：用米饭擦脸吸油。

具体操作：将一小团蒸熟的米饭放在手中搓成团状，仅贴在脸上滚动几分钟即可。米饭团黏性较高，而且非常柔软，在脸上滚动能够起到清洁的效果，用完后就可以感受到原本油腻的脸清爽多了，心情自然大好。

有的女孩可能会说，用米饭不是在浪费粮食吗？这可是不道德的行为。那么，用淘米水也是不错的选择，每天用淘米水洗脸 2 ～ 3 次即可。

可以将白米放在清水中反复搓洗，倒掉淘米水，然后再加清水反复搓洗，留第二遍淘米水，放到冰箱中保存一夜，到了第二天放入适量温水洗脸，效果非常好。

我的一个朋友的女儿就遇到了“油光满面”的问题，我将这个方法推荐给她，她回家后连续尝试了一个星期，便基本告别了吸油纸，面部油光也得到了很大的改善，而且皮肤变得更加滑腻、白皙了。

大米的主要成分是淀粉，绝大多数人只知道大米可以用来饱腹，却并不知道还能够去除油脂。其实用淘米水洗脸这个老偏方在很久以前就被发现了，肥皂尚未发明以前，很多人把淘米水当肥皂食用。

大米的碱性可以水解脂类物质。此外，大米中淀粉含量丰富，经过一系列化学反应后能够转化成烷基糖苷，这种物质正是我们日常使用的洗面奶的有效成分之一。这样一说，大家也就更清楚为什么淘米水可以去油了。

大米中除了含有去油成分，还富含多种维生素等营养物质，所以经常用淘米水洗脸，可以祛除面部油脂、滋养肌肤、美白、嫩肤、美肤。

别在浪费钱去买吸油纸了，也不要再用什么强效去油的洗面奶伤害我们的面部肌肤了，充分利用上省下来的淘米水，肌肤自然不油腻，变得滑腻。

出了“熊猫眼”，土豆可改善

中医认为，无论饮食起居，还是生活工作，都应当遵守自然规律，不能想在什么时间做什么就在什么时间做什么，完全不管不顾。

现代人骄傲自满，认为自己已经征服世界，没什么可顺应的，明明该早起晚睡，偏偏要晚起早睡；明明晚上 9 点以后要睡觉而不是进食，却出去应酬大吃特吃。

有些人下班的时间比较晚，大概九十点钟才能回家，可此时“困劲儿”已过，怎么办？回家上网聊天、看电视，一直折腾到凌晨四五点钟，头昏脑涨、睡意袭来，这时候再上床睡觉，自然睡到中午十一二点钟才起床，早饭是没法再吃了，午饭也就是糊弄，就这样日复一日地度日，“熊猫眼”再也消不下去了，各种疾病也随之而来。

为什么熬夜之后会有黑眼圈呢？因为在我们的眼周围，尤其是眼睑处，是人体皮肤最薄的地方，并且皮肤结构组织疏松，经常熬夜加班、睡眠不足，全身气血的运行就会出现障碍，静脉代谢产物增多，血液就会变成青紫色。由于眼下皮肤薄，因此血液的青紫色就能透过皮肤看到，黑眼圈就形成了。

此外，血液循环的速度变慢或是变差，再加上血管中代谢产物增多，就会导致血管壁变脆，水分容易渗入组织中，眼皮组织机构疏松，装下血管中的渗出水分，看上去发肿，也就形成了眼袋。

其实，“熊猫眼”并未让女性朋友们提高警惕、增强关注度，现在不是还有“烟熏妆”吗？整张脸上完妆之后眼圈不也是黑黑的吗？

此外，即便是真的“熊猫眼”，补上一觉症状就能够缓解甚至消除，有什么可担心的啊？但是，对于经常熬夜、夜生活丰富的女性来说，补觉也是不能迅速将“熊猫眼”祛除的，可能症状刚刚有所改善，又开始熬夜，“熊猫眼”便反反复复了。

像这种因睡眠不足而导致的眼周围水肿、眼袋、黑眼圈等，有没有能迅速消除的方法呢？下面来为大家介绍一个小偏方：用土豆泥或土豆片外敷眼周围皮肤。将土豆清洗干净后切成薄片，贴在眼周围有黑眼圈的地方，外敷半小时左右即可。那么，为什么土豆具有祛除眼袋和黑眼圈的作用呢？

土豆中含有丰富的生物茄碱，具有促进血液循环、活血化瘀之功，并且土豆中丰富的淀粉具有吸水作用，可以将发炎或肿胀部位的水分吸收干净，进而达到消肿的效果。这也就是为什么很多人打针之后，将土豆贴在扎针的部位了。

面色不好，试试天然“洗面药”

我们都听过这样的俗话“十八的姑娘一朵花”“三十的女人豆腐渣”。女人一过三十，肌肤也就不那么白皙、水润、嫩滑了，变得粗糙、暗黄或苍白。

很多女性朋友为了挽回“颜面”，到美容院花巨额款项整容，殊不知整出来的容颜很难长久，高级化妆品只能遮掩脸上的瑕疵，却并不能从根本上解决问题。

如今，美容院中的很多整容、美容产品价格昂贵，副作用却频频出现，因垫鼻子、抽眼袋而毁容的女性不在少数，由于使用美容产品而出现的过敏现象也比比皆是。这样一来，不但浪费了大笔的金钱，而且“颜面尽失”。

下面来给大家介绍一种安全有效的抗衰老药物：白芷当归散。将当归、白芷研成粉末状，每次取等量放入干净的容器当中，用温水调和之后外敷在脸上 20 分钟左右，每个星期敷 2 ～ 3 次。

《本草纲目》上有关于白芷的记载：“长肌肤，润泽颜色，可作面脂。”白芷是历代医家公认的美容商品，深受达官贵人、宫廷中人的喜爱。在古代的美容药方之中，经常会添加白芷，比如皇后洗面药中就添加了白芷，主要功效是润泽肌肤。

现代医学研究发现，白芷具有非常好的美容之功，主要是因为白芷之中含有“异欧前胡素”，这种物质具有非常好的祛斑功效，能够改善人体肌肤微循环、促进肌肤新陈代谢、延缓肌肤衰老、抑制黑色素产生、加速黑色素的代谢过程、防止黑色素在组织中大量堆积。长期使用，能够改善肌肤晦暗，还你润泽肤质！

还有一味药可以与白芷通用，效果更佳，这就是众所周知的当归。当归是中医药中的常见药材，具有活血化瘀之功，局部外用能够加速肌肤血液循环、促进新陈代谢。此外，当归也具有一定的美白护肤之功。

现代药理学研究发现，当归能够将肌肤中的自由基及时清除，进而延缓肌肤衰老、抑制黑色素产生，将当归、白芷一同敷在脸上，美白护肤的功效会更好，能够解决皮肤暗黄的问题。

此外，将人参、白术、茯苓、甘草研磨成粉末状，每次取适量用温水调和，外敷面部 20 分钟，每个星期敷 2 ～ 3 次，也具有美白护肤之功。因为人参、白术、茯苓、甘草这四味药均能够抑制“酪氨酸酶”活性以及黑色素的功效，同时这四味药均具有一定的补益作用，可以滋养肌肤、促进肌肤修复。

对于年过三十的女性来说，这几个偏方无异于“救命稻草”，能够及时解决女性所遇到的年龄尴尬，让女性妖娆妩媚，不再被叫“豆腐渣”“黄脸婆”。

果酸面膜，还你年轻容颜

女人一过三十，衰老之征显著，高级化妆品成了女人的最爱，而在众多化妆品之中，面膜就是女性们常用的辅助美容工具。

但是使用面膜有个弊端，就是如果不长期连续使用，是很难看出效果的。刚开始使用的时候，肌肤确实非常水润、嫩滑，但是过不了一天，甚至几个小时之后，肌肤就会恢复到“原状”。

此外，面部角质层的出现就会越来越频繁，厚厚地堆积在我们的肌肤上，使肌肤变得暗黄、粗糙，老态纵横，那么如何除掉这令人厌烦的角质呢?

答案是果酸。研究发现，果酸能够降低角质之间的粘连性，迫使角质之间分离、剥落。对于表皮下面的真皮来说，果酸可以促进细胞生长，增加胶原纤维、弹力纤维，使得肌肤更具弹性。在我们的脸上堆积的死皮，实际上就是角质细胞，果酸让死皮脱离，同时促进新皮生长，以达到“换肤”之功。

化妆品店有很多能够去死皮的美容产品，这些去死皮的美容产品中并不含有果酸，价格昂贵。这些去死皮的产品仅仅具有祛除死皮的功效，对肌肤不会有保养之功。单单使用面膜的时候，虽然具有补水润肤之功，却并不能去死皮，在这种情况下，我们只能面膜、去死皮产品一同使用，耗费的时间也是比较长的。

下面为大家介绍几种小偏方，既能够补水润肤，又能够去除死皮，更重要的是非常省钱。

1. 牛奶草莓面膜

将草莓 50 克洗干净后捣烂，鲜芦荟榨汁，然后倒入 100 毫升牛奶混匀，用方纸膜浸泡后敷在脸上，半小时左右洗去即可。

2. 红糖面膜

红糖 100 克，用热水溶化后，倒入适量奶粉调匀，涂在面部，半小时后用清水清洗干净。

3. 酸奶面膜

取适量酸奶放入一干净容器中，倒入适量面粉，调成糊状备用。用温热的毛巾将面部擦拭干净，然后将面膜厚厚地涂抹在脸上，半小时后清洗干净。

以上这三款面膜表面看上去简单，实际上其功效都是有证可依的。牛奶草莓面膜中营养丰富，并且草莓中果酸含量高，在为肌肤补充矿物质、维生素 C、维生素 E 等营养物质的同时去除肌肤表层的死皮，同时深层滋养肌肤。

酸奶面膜中的酸奶在发酵的过程中，乳糖会被大量分解，产生乳酸。也就是说，酸奶中乳酸的含量非常丰富，同样能够去除死皮、滋养肌肤。

红糖面膜中的红糖由甘蔗制作而成，富含甘蔗酸成分。在众多果酸中，甘蔗酸分子量最小，容易渗透到肌肤表层，吸收效果明显，可去除死皮、滋养肌肤。

对于皮肤粗糙、松弛、暗黄等，果酸也是有治疗效果的。皮肤粗糙、松弛的主要诱因为真皮厚度下降，胶原纤维减少，果酸能够促进这种物质的生成，使得肌肤恢复弹力。

除此之外，果酸还具有一定的保湿效果，很多女性朋友都有这样的感触，肌肤干干的，没有油性，常常会受到粉刺的困扰，使得女性朋友们非常苦恼。出现粉刺主要是角质细胞堆积、增生所致，使得皮脂腺的排泄出现障碍，而皮脂腺是皮肤保湿的关键所在。

我们的皮脂、汗液、水分混合，在皮肤的表层形成皮脂膜，能够将肌肤中的营养、废弃物锁住，果酸恰好能够将皮脂腺开口处的角质清除，畅通皮脂，然后将皮脂分泌到皮肤表面，形成皮脂膜。

但是要提醒女性朋友们注意，有些女性可能对果酸过敏，使用过后可能会出现瘙痒、红肿等，出现此类过敏反应时，应当立即停止使用果酸面膜。即使是使用果酸面膜之后没有出现不适的女性，也是不宜频繁使用的，因为过分去除角质，肌肤就会失去保护层，容易受细菌、粉尘等刺激，反而会长出痘痘等。

电脑辐射易衰老，就按关元、足三里

如今，无论是小孩、中年人、老年人，都愿意“抱”着电脑，无论是上班族还是学生，也都喜欢通过电脑工作、学习。没错，信息时代，通过电脑获得知识或者通过电脑工作，便利了很多，繁杂的数据可以瞬间得出结果，使用电脑确实有很多便利之处。

可我们又都知道，电脑虽然为我们带来了便利，可辐射如同电脑中无声的侵袭者，偷偷地潜在我们的皮肤表面，导致我们本来光洁无瑕的肌肤上生出了辐射斑，本来水润的肌肤变得干燥，本来富有弹性的肌肤变得松弛，本来明亮的双眼被黑眼圈包围……

没错，这就是辐射对我们的肌肤造成的伤害，使得白领女性的容光瞬间衰老，身体内自由基在辐射的影响下越生越多，肌肤开始逐渐老化，各种病症随之而生。

尤其对于办公室白领、银行工作人员、编辑等行业来说，每天都要面对着电脑工作 8 小时，加班的时候时间会更长。在这种情况下，肌肤衰老已经成了不可抗拒的问题。很多白领女性也因此伤了心，30 岁的人如同 40 岁一样憔悴。

那么有没有什么方法能够改善这种状况呢？难不成把工作丢掉？要不就狠点心，到美容院去做保养？

丢掉工作基本上是不可能的，相信很多人都有目共睹当今找工作难的问题。那么后者呢？去美容院、用国际大牌化妆品？这种方法并非不可行，花费高、见效虽快，但是失效也快。可能今天做完美容满面红光、肌肤滋润，到了第二天又成了原来的暗黄模样，持续时间太短，难不成天天到美容院做美容？

当然不必如此，实际上，可以通过针灸、穴位按摩等方法调理身心、美容保健。每次分别按摩关元穴、足三里穴各 5 分钟，每天按摩 3 次，连续按摩一段时间即可见效。

足三里位于小腿外侧，犊鼻下 3 寸，距离胫骨前缘一横指的地方。找该穴位时，可以从小腿胫骨下端从下到上摸，靠近膝盖附近的时候就可以摸到一个骨头凸起，此凸起处向外侧一横指的地方即为足三里穴。

关元穴位于脐下3寸的地方，寻穴时，先找到肚脐，之后将除大拇指外的其余四指并拢，食指和腹中线垂直，贴到肚脐眼上，小拇指和腹中线交界的地方即为关元穴。

足三里穴为足阳明胃经合穴，为强壮身心的大穴。中医认为，该穴能够调节机体免疫力，提高自身抗病能力，调节脾胃，温中散寒，补肾护肝，延年益寿。

关元穴是任脉上的穴位，具有培元固本，补益下焦之功，元气亏损者可以通过按摩此穴恢复元气。

足三里穴和关元穴配合按摩，就相当于将先天之本和后天之本结合在一起，进而达到固护正气的目的。

近代研究表明，足三里穴、关元穴具有抗氧化、清除自由基之功，每天刺激关元穴和足三里穴，两个月之后，自由基含量和抗氧化水平会大大降低，由此也能证明其保养肌肤、抗衰老之功。

当然了，仅仅按摩2个穴位只能改善肌肤自身调节范围内程度，而想要肌肤水润、光滑，还要做好补水工作。比如，长期处在空调房中，肌肤一定会缺水，一定要适当使用补水美肌的基础化妆品。

海带、紫菜、西红柿等食物均具有一定的抗辐射作用，可常吃，食疗配合穴位按摩，再加上一定的补水措施，相信肌肤一定能够恢复水润、光滑，衰老之象自然远离你。

老年斑，番茄祛斑快

张大妈有一个好朋友，前一阵子在家洗澡不小心跌了一跤，痛得站不起来。等到了医院检查才知道，股骨已经轻微骨折，医生说造成这种现象的原因是骨质疏松，轻轻一摔就造成了这么严重的后果。张大妈很担心，她害怕自己在未来的某一天也会这样，于是就跑过来问我有没有什么方子可以预防。我告诉她，想要预防骨质疏松，最先要做的就是补钙；另外，也要经常吃一种食物，这种食物就是番茄。

有些人说番茄是不能经常吃的，因为番茄中含有尼古丁的成分，因此吃番茄就等于吸烟，这样的说法是不科学的，危言耸听。番茄并不是有害的食品，相反却是非常健康的食品。番茄中虽然含有少量的尼古丁，但是含量非常的低，根据测量，要吃一吨的番茄才能够抵上一根香烟中的尼古丁的含量，所以完全不用担心。

张大妈听到后非常欣慰，但是还是想知道为什么番茄能够预防骨质疏松。我就告诉她，这是因为番茄中含有一定量的番茄红素，这是一种非常强大的抗氧化剂，能够强力地“拆除”人体中的自由基，因此番茄红素能够有效防治骨质疏松。曾经有人进行临床试验，让试验对象吃含有番茄红素的食物，7 天之后就发现，他们的骨骼有明显的改善。

我看到张大妈的脸上还有一些老年斑，我就顺便告诉她，经常吃番茄不仅仅能够预防骨质疏松，对于治疗脸上的老年斑也有一定的效果。不过想要达到这种效果，最好的治疗方法就是将番茄切成片，或者将纱布放在番茄汁中浸泡，敷在色斑的部分大约半个小时，每周 1 ～ 2 次，这样坚持几个月之后，效果就会非常的明显了。番茄红素还有明显的保护血管的作用，能够防止动脉硬化的产生，因此就会预防冠心病、脑中风等疾病的发生。

除此之外，番茄红素还有一定的抗癌作用。很多研究表明，很多癌症的发生，都与番茄中的番茄红素的摄入量有关。若是摄入大量的番茄红素，发生前列腺的危险就会下降 20%。所以说，番茄能够治疗癌症是有一定的科学根据的。

番茄红素是脂溶性的，不会溶于水，如果只是吃新鲜的番茄或者喝新鲜的番茄汁，番茄红素就不容易被肠道吸收。所以，应该将番茄和植物油一起炒熟，让番茄红素与植物油溶解在一起，这样才是最科学的吃法。

做番茄的方法也很简单，例如番茄炒蛋、番茄汤等。如果可以的话，最好是每天都要服用半斤番茄。听了我的介绍，张大妈非常的高兴，回家后就开始吃番茄。半年以后，她的气色果然好多了，在我这里体检的时候，我发现她的骨骼也非常健康。

chapter 2

| 第二章 |

快速消炎小偏方，炎症疼痛一扫光

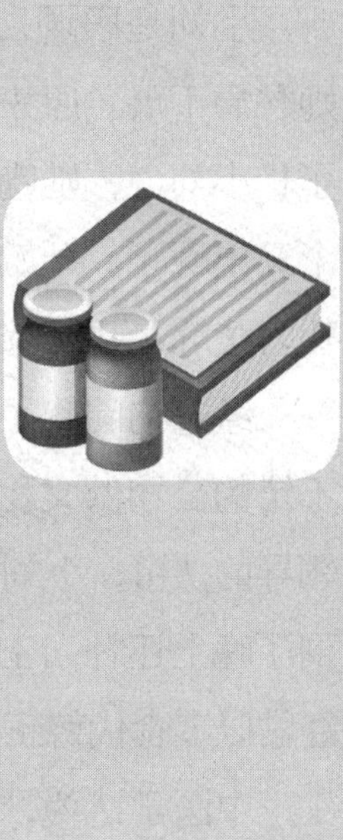

口腔溃疡不吃药，木耳、山楂有奇效

口腔溃疡让不少人非常困扰，虽然不是什么重大疾病，却给人带来很大的痛苦。医学调查显示，容易患上口腔溃疡的人一般都是青壮年，而且女性所占比重较大。

小刘是职场白领，外表非常惹人喜爱。到我这里就诊的时候，她愁眉不展。原来，她因为口腔溃疡的问题已经有好几天没吃好饭了！小刘说，她嘴里有好几处口腔溃疡，这一个刚刚好了，另外一个又出现了。开始她认为是上火，就含了一片西瓜霜含片，但只是暂时缓解，并没有完全消除溃疡。

经过询问我了解到，小刘离开学校的时间并不长，在一家待遇不错的公司做文秘，工作还处于熟悉环境阶段。为了能够得到单位领导的认可，小刘的工作非常认真：她白天需要处理各种行政事务，到了晚上还补习上课，常常是睡眠严重不足。为了节约时间，小刘经常以零食代替正餐，饮食不规律已经习以为常。

中医学认为，出现口腔溃疡症状主要是因为精神紧张、睡眠不足导致心肾不交、虚火上炎而成的。而饮食不周则导致身体缺乏维生素或微量元素，于是造成心脾燥热、上攻口舌，从而出现了溃疡。

小刘因为长时间处于非常紧张的工作状态，睡眠不足，加上饮食非常不规律，从而产生了口腔溃疡。所以，即使她使用了西瓜霜一类的治疗药物，如果不改变自己的生活习惯，依然不能将病根去除。

为此，我给她提供了一个针对复发性口腔溃疡的偏方：黑木耳、银耳、山楂各 10 克，水煎服，一日两次。

中医学认为，银耳的主要功效有生津润肺、养阴清热、开胃健胃，对于虚热口渴有治疗作用，而且银耳中有 17 种氨基酸以及多种矿物质，如磷、钾、铁、钙、镁、钠、硫等，可以均衡人体的微量元素。黑木耳可以益气润肺，有凉血止血的作用，能够抗溃疡、抗菌，对于牙龈疼痛起到治疗作用。

在《本草备要》之中称山楂可以“行气散瘀，消食磨积”，能够助消化，且微量元素以及维生素的含量都非常高。

没过两天，小刘非常高兴地告诉我说她的病症完全消失了。但是，她自己还是有一些担心。毕竟，她目前的工作状态没有改变，这样下去，口腔溃疡再次复发的可能性非常大，于是问我有什么长期预防的方法。

我告诉了小刘一个可以“长治久安”的方法：喝番茄汁。在《陆川本草》中记载“生津止渴，健胃消食”，能够消热除暑。而且，番茄富含维生素 C、维生素 A 以及钙、铁、磷等微量元素，如果口腔出现溃疡，也可以选择含漱番茄汁的方法，而平时多吃一些番茄也能预防口腔溃疡的发作。

此外，像茄子、白萝卜、菠菜一类富含多种维生素的蔬菜，以及花生、蛋类、动物内脏等含锌的食物，都可以起到预防口腔溃疡的作用。对于比较容易患上口腔溃疡的人而言，平时应该戒掉烟酒，不能多吃酸、辣、烤、炸的食物，工作中多喝水，尽量让身体保持水分充足。

当然，如果是极为严重的口腔溃疡，仅仅依靠食物是没有办法的，可以用 1 ～ 2 片维生素 C，研成粉末以后涂于患处，每日两次。一旦溃疡好转，便可采用食疗的方法进行调理。

温水食盐，轻松搞定鼻窦炎

张女士年纪越来越大了，身体素质下降得厉害，这次她刚刚搬到女儿家住，就不小心患上了感冒。我发现她并不仅仅是感冒那么简单，因为她不但有鼻塞、头痛的症状，按压鼻子旁边的面颊也有明显的压痛，这是鼻窦炎的基本特征。再一问，原来这已经是她很久以前的病症了，每逢感冒，症状就非常严重。

鼻窦炎若是急发性的病症，那么就需要抗生素。我给她开了抗生素，另外还给她几个注射器，让她回家后用盐水清洗鼻腔。具体做法是 : 2 ～ 3 克食盐，温开水 100 毫升，调成盐水，将注射器的针头去掉，在里面注满盐水并快速地注入鼻腔中，两只鼻子轮流清洗多次。

张女士听完我的处方以后觉得非常奇怪，她并不清楚其中的原理。其实鼻窦就是一些“黑洞”，这些“黑洞”长在了鼻子旁边的骨头下面，在鼻腔里有个开口且与鼻腔相连。在正常的情况下，鼻窦中的分泌物是通过鼻腔排出来的。因为有鼻窦炎，空洞中不仅有炎症，还有很多分泌物，包括鼻腔中的黏稠鼻涕，这样就会让鼻窦中的分泌物无法正常排出。通过冲洗，可以尽快地把鼻腔中的分泌物排走，不让它堵住鼻窦的出口，这样鼻窦炎也就会更快痊愈。淡盐水能够消除水肿和炎症，能够明显提高鼻腔中纤毛的作用。

就是因为这个治疗方法效果非常显著，《鼻窦炎诊疗指南》专门将这个方法列举了出来。只是在临床中，很多医生都不重视这个方法，所以我跟张女士说这个方法的时候，她觉得非常新鲜。

张女士回家之后就开始按照我说的方法治疗。一个星期以后，她对我说，冲完了之后感觉鼻子非常舒服。她还说，以前鼻窦炎病发的时候，要 10 天左右才能够彻底痊愈，这次明显缩短了很多！我告诉她，这种方法若是长期坚持下去，那么就会提高鼻腔中纤毛的作用，防止细菌进入，有效地治疗鼻窦炎，防止其再次发生。

我还告诉张女士，在现在的医疗设备商店中，有专门的清洗鼻腔的工具，这样清洗起来会更加方便一些，于是她就去买了一个。半年后再见到她，张女士说，自从用了这个方法以后，任凭风吹雨打，鼻窦炎的毛病就没有再犯过。

得了牙周炎，就用醋治它

牙周炎通常都是由牙龈炎引起的，一般是由细菌感染而导致牙龈、牙周膜、牙槽骨以及牙骨质部位出现慢性破坏性病损，最终导致炎症。随着牙周炎的发展，牙齿会逐渐松动，便导致了成人的牙齿丧失。中医认为，牙齿需要气血的濡养，肾阴亏虚、胃火上蒸、气血不足等情况都会造成牙周炎。

周女士因为牙龈炎的问题到我这里就诊，我检查了她的口腔，发现周女士的牙龈已经肿得老高，牙根开始松软，轻压牙齿，牙龈当中还有脓液溢出来。我认为周女士得了牙周炎，便对她最近的情况进行询问。周女士说，她前些天在刷牙的时候发现牙龈出血很严重，但是没有疼痛感，便没有放在心上，今天在吃饭的时候感觉牙龈有一些松动，咀嚼食物的时候感觉非常胀满，这才感觉是不是牙龈发炎了。

将近 40 岁的周女士从事市场营销工作，外出出差是家常便饭，正常的作息时间对于她来说是一个奢望，加班熬夜，气血亏虚，加上在饮食上不足、经常出差而忽视口腔卫生，因此便出现了因为上火而引起的牙龈肿胀、刷牙出血的情况。

因为自己的工作状态不能改变，周女士就问我有什么好方法可以治疗牙周炎。于是，我推荐给她一个小偏方：用 50 毫升的醋兑上凉白开水漱口，持续两个星期。在《本草经疏》之中记载，醋“酸能敛壅热，温能行逆血”，因此醋能消食开胃、消肿软坚。醋中含有琥珀酸、醋酸、山梨糖、柠檬酸、维生素 B1、维生素 B2 和烟酸、高级醇类等成分，可以起到杀灭流感病毒的作用，对肺炎双球菌、白色葡萄球菌、甲型链球菌、卡他球菌、流感杆菌有着极强的抑制作用，用醋杀菌是居家比较常用的方法。凉白开水可以淡化醋的酸味，而水中的矿物质也可以起到辅助治疗的作用，如果换成山泉水效果会更好。

此外，含漱生姜水也能起到相同的功效。将适量生姜水煎好，用于每天早晨的漱口，甚至以生姜水代茶喝。科学研究发现，生姜之中含有抗菌成分，可以抑制细菌的生长繁殖，对于各种痈肿疮毒有治疗作用。

一个多月后，我偶然遇到周女士，她非常高兴地告诉我，她的口腔问题解决了，牙龈肿痛也消失了，她现在还是坚持用这个方法漱口，并且向很多有相同疾病的人推荐了这个方子。

有些人觉得生姜与醋都有很强的刺激性味道，还能选择另外一种替代品——金银花。金银花从古至今都被奉为解毒清热的良药，性甘寒，清热但是并不伤脾胃，能够正气祛邪。

牙周炎的防治其实极为简单，大家在日常生活中必须要注意保养，每两三个月就应该更换一次牙刷，养成良好的饮食习惯，多吃富含维生素的蔬菜。

吃海带，缓解慢性咽炎

很多人都喜欢吃辣椒，我身边就有这样一位朋友，他尤其喜欢吃煎炸香脆的食物、川菜等，而且这个习惯已经持续了几十年了。

最初还没有出现什么不适，但是近几年，他的眼部开始出现不适，觉得咽喉好像堵了什么东西，使劲咳也咳不出来。有时候虽然咳出来了，也都是些白色的黏痰，痰液咳出来后就舒服些，但是没过多久，又会难受，还不时地反胃、干呕。到医院一检查，发现是慢性咽炎。

医生告诉他尽量避免吃煎炸、辛辣食物，他谨遵医嘱，服用各种治疗慢性咽炎的药物，也看过中医，每周都要煲上几次汤药，但是效果并不明显。

后来一次偶然的机会，他到我诊所来聊天，说到了自己的状况，我决定让他尝试一个以前没有试过的方子——干海带。将干海带放在清水中浸泡至全部张开，捞出，切成丝状，放在沸水中烫熟，沥干水分后放在干净的容器当中，倒入适量白糖搅拌，腌制两三天后就能吃了。每天 25 克左右，2 个星期为一疗程

起初听到这个方剂的时候，他还有些不敢相信：“一个海带能治什么病啊？你没忽悠我吧？”我笑了笑，耐心地告诉他：“海带不仅

仅是一种美味食物，更是一种中药，名为昆布，具有软坚散结、消痰利水之功。你这种症状，从中医的角度上看可以断定痰饮滞留在咽部，昆布显然是有依据和针对性的。”

他听到此，也就放心了，慢性咽炎虽然是常见病，但是病因很复杂，内外因素、理化因素、生物因素等导致，还可能会加重慢性咽炎。

比如慢性病毒感染，在咽炎患者之中，病毒为诱因的占 27%。这些病毒主要是人类疱疹病毒（EB 病毒）、腺病毒。

吃煎炸、辛辣食物，讲话发声过度等外界因素也是不能忽视的，因为即使这些外界因素消失，慢性咽炎也还是不能好转，很可能和机体内部免疫功能紊乱或免疫反应过度敏感等因素有关。研究发现，慢性咽炎患者变应原检测阳性率高达 50% ～ 60%，这个结果表示过敏反应因素在慢性咽炎发病占据着重要地位。

从现代药理学方面分析，海带对慢性咽炎的外因、内因都具有一定的干预作用。海带具有一定的抗菌、抗病毒功效，对于多种细菌、病毒都有抑制，甚至消灭作用，可能与海带中含有的碘成分有关，比如药理试验研究发现，海带能够抑制疱疹病毒、腺病毒 DNA 复制作用，进而阻止其增殖。

同时，海带还可以影响人体免疫器官、调节人体免疫功能异常、消炎等。比如临床上静脉输液的患者通常会在输液位置出现肿胀、疼痛等不适，此时用海带湿敷局部，可以迅速消肿、止痛。

我的朋友回到家后服用此方 2 周之后，症状已经得到明显改善，咽部痰阻也减轻了很多，咽部不适、异常感基本消失了。

我告诉他要尽量避免吃辛辣食物，以清淡饮食为主，多吃些海带，现在已经几年过去了，他的慢性咽炎再也没有复发过。

缓解牙疼，就用花椒白酒

俗话说得好："牙痛不是病，痛起来真要命。"这句话可能会引起很多人的共鸣。

记得我有一次回老家探亲，与我一起的还有表哥。可能是因为上火的原因，表哥的牙突然疼了起来。他捂着腮帮子无奈地看着我，希望我这个做大夫的能够给他解决意见。

我让他将嘴张开，发现他并没有蛀牙，估计是上火引起的牙龈炎。他是左边的牙痛，我就按住他右手的合谷穴。中医上对于合谷穴的概述是"面口合谷收"，面部和口腔的疾病可以通过合谷穴进行治疗。这样按揉了 5 分钟左右，表哥牙疼的症状明显改善。

不过，按揉合谷穴不过是临时抱佛脚，这个方法只有止疼的效果，所以我要求他继续按住合谷穴，我去小卖店买了一些花椒和一瓶白酒。买回来后，我将大约 10 克的花椒放进茶碗里，然后往里面倒入半杯开水，用盘子扣上浸泡 5 分钟，然后又倒了大约 1 两的白酒，继续扣住盘子（主要是为了不让药挥发出去，以免降低药效），等水凉以后将花椒滤去，让表哥喝上一口。我在旁指导，方法如同早晨漱口一样。10 分钟后将嘴里的"药"吐掉，他惊喜地发现，完全没有疼痛的感觉了。

吃完晚饭之后我又让他这样做，每小时一次，睡觉之前总共做了 3 次。当晚表哥睡得非常香，牙疼一点都没有发作。

这个方法能够取得这样的效果，起到主要作用的就是花椒。早在《神农本草经》上就有“花椒味辛、温，主治风邪气，温中，除寒痹，坚齿明目”的记载。同时，花椒有一定的麻醉功效，浓花椒水的麻醉功效甚至可以与普鲁卡因（一种麻醉药）等相媲美。不仅如此，花椒中还有消炎止痛、抑制局部炎症反应的成分，而且花椒中所含的挥发油对多种细菌、真菌有杀灭的效果，对牙龈炎之类的感染性牙病，还能够起到治本的效果。

可能大家会觉得，如果起到决定作用的是花椒，那么是否可以直接用花椒泡水或者是用水煮？能否省掉白酒呢？我觉得还是应该选择白酒，因为白酒不仅仅能够消毒杀菌，酒中的乙醇还能将花椒中的成分最大程度溶解出来，以发挥最大效果。

牙痛的大多数原因是忽视口腔卫生而导致牙龈发炎。到医院进行治疗，采用的方法基本上就是抗菌、消炎、止疼。花椒白酒也可以取得同样的效果，所以这些对于一般的牙疼都是有显著功效的。但是，若是因为牙髓炎引起的牙痛，其根源在牙齿之中，含漱花椒白酒很难进入牙齿内部，这个方子的效果也降低了很多。

如果一时在家中找不到花椒和白酒，也可以选择用老陈醋进行漱口，有时候牙疼并非是牙齿本身的原因，特别是老年人突然牙疼，家属应该想到是因为心绞痛或是心肌梗死造成的。心脏缺血引起疼痛时，患者有时候不会感觉到胸口疼痛，而会觉察到牙痛、喉咙痛或者胳膊痛，鉴别起来非常的困难。因为心脏问题引起的牙疼，对牙齿的局部消毒是没有作用的，这种情况要及时入院治疗。

眼疲劳有妙招

我有一个老朋友是一个非常典型的工作狂人，一天有 12 个小时以上是对着电脑的。有时候还会通宵工作，所以双眼经常是布满了血丝，有时候都睁不开双眼。我就把这套手指护眼操教给他，让他在工作的时候也能保护好自己的眼睛。他开始按照我的嘱咐练习，再放眼远望，然后非常惊讶地对我说："真的很有效！"

长时间看电视或者是电脑的人，眼睛会疲劳，从而影响视力。在上班族和学生中，眼疲劳的情况非常的严重，这就是我们日常生活中经常提到的亚健康状态。若是每天都有很多作业不能完成、有干不完的工作，这样就永远都无法摆脱疲劳。为了不让自己的眼睛过度疲劳，我向大家推荐一个眼保健操，能够在短时间内帮助你恢复视力，减轻疲劳。

若是发现自己的眼睛有视线模糊、看不清东西的时候，那么就要先放下手上的工作，找一个很舒服的地方躺下，放松，将双眼闭上，将双手放在胸前，做十指对压和握拳伸掌动作，连续几遍；将两只手的五指张开，互击指根和虎口；然后两只手握成拳头形状，轮流按压手心；大拇指依次弹其他四个手指，重复做几遍。

在人的手指、手掌和眼睛周围有很多反射区、穴位以及经络，手指护眼操就是通过刺激这些反射区来消除疲劳的。手上的神经分布非常密集，通过上面的方法刺激手部的神经感受器，这样我们的大脑就会分泌内啡肽。这种物质能够很好地缓解眼部的疲劳，使精神放松。对于过度疲劳的人来说，这个操是非常有帮助的。

除了手操，还可以配合搓手的方法，这样效果会更加显著，具体做法是：先将眼睛闭上，再用力搓双手，等到手上发热了以后迅速用手捂住眼睛。每半分钟重复一次，4～5次即可。在操作过程中，眼球可以在热热的手掌下轻轻转动几下，这样就会促进视力的恢复；然后慢慢地把眼睛睁开，向远处看。这时候你就会感觉眼睛非常舒服。

这种方法也可以叫作“热敷”，通过热搓的方法让眼睛加热，可以促进局部的血液循环，使眼部肌肉充分放松。两只手用力搓的时候还会产生静电，在捂住双眼的时候，就会产生静电刺激的效果。

建议大家在长时间对着电视或者电脑的时候，都可以试试这个小偏方。最好就是有一个好的习惯，长期坚持，这样我们的视力和精神才会越来越好。

葱花木耳，消除耳聋耳鸣

耳聋、耳鸣在耳科疾病中被判断为两种症状，但是发作的时候常常是同时出现，病理也基本相同，所以医学上往往将两者放在一起研究。听觉系统的传音、感音功能异常所致听觉障碍或听力减退，统称为“耳聋”。耳鸣则是指患者耳内或头内声音的主观感觉，起因大多是听觉功能的紊乱。

李女士是一所中学的音乐老师，平常唱歌弹琴与良好的耳力是分不开的。近日，她一直受到耳鸣的折磨，总觉得脑海之中有嗡嗡的声音，给她的工作带来了很大困扰。李女士到我这里就诊，希望我可以帮助她从困境中摆脱出来。

通过李女士的叙述我了解到，她之所以患上耳鸣就是因为小区附近的工地施工，经常到了晚上还机器轰鸣。李女士一向都是在安静的环境下睡觉，加上她的听力比别人灵敏，所以每天晚上都被“轰隆隆”的机器吵得睡不着觉。在这种情况下，李女士的心情也越来越差，精神紧张让耳鸣的情况也随之加重。

中医认为，耳聋、耳鸣所产生的原因一般为风热侵袭、暴震外伤，内因就是肝火上炎、耳窍失养，一般的做法就是补肾益精、益气健脾。由于李女士耳聋的问题并不是十分严重，我便找了一个食疗的方子给她。先将少许的木耳泡发、洗净，再准备鲜葱花若干，将二者炒熟食用，每天只需吃一次，七天一个疗程，对于李女士这样的轻度耳聋者非常有效。黑木耳性平味甘，具有补气补肾的作用；葱花则能解郁温通、理气止痛，两者结合对于耳鸣有很好的治疗效果。

李女士按照我说的方法食用了一个星期，复诊的时候耳鸣基本消失。现代社会生活节奏很快，人们长期处于紧张、疲劳的状态，一旦遇到外界刺激或长期使用耳机听音乐，就很容易患上耳鸣。为此，我建议李女士应该保持愉悦的心情，注意休息，注意养护气血。烟酒是造成耳聋的一大帮凶，因为烟酒中的有害物质会对循环系统造成破坏，加重耳内神经、血管缺氧，加剧耳鸣。另外，耳鸣患者还要注意不可食用辛辣食物，如花椒、咖喱、韭菜等。

着急上火中耳炎，就饮金银菊花茶

化脓性中耳炎是由细菌感染引起的中耳化脓性病变，一般可以分为急性化脓性中耳炎和慢性化脓性中耳炎。急性化脓性中耳炎一般起病急剧，耳朵痒痛肿胀，听力减退，时常伴有发热症状；后者一般是由急性传染病诱发的，表现为耳内肿胀疼痛、有清白稀脓断续出现等。

小王因为患上了化脓性中耳炎到我这里治疗，我照例询问了小王的工作情况。小王称，他在报社做新闻采访工作，刚刚毕业，每天都是跟着前辈到处跑，给领导打下手，做最基本的工作，积累经验。由于他所在的报社主要做社会新闻类的内容，一直在外面奔波，只要有新闻事件发生，无论是吃饭还是睡觉，都必须立刻与领导到事故现场采访。另一方面，因为小王并不是正式职工，只算是实习，每个月只有很少的补助，并没有其他的收入来源，所以生活上十分拮据，每天过日子都需要精打细算。超负荷的工作、巨大的经济压力，让小王整天处于极为焦虑的状态，可是他又不能将情绪发泄出来，只得咬牙坚持。

从中医学的角度来看，化脓性中耳炎多因肝胆、三焦蕴热，复感外邪、风热上扰，凝聚于耳底，时间一长腐化成脓。这与小王所描述的工作情况完全相符，可以说，小王就是因为巨大的工作压力、心情焦虑，导致风热上扰，最后导致了化脓性中耳炎。

由于小王的病症只是早期情况，我便开了一个内服的药方，主要是为了解火清热，化湿散风。药方极为简单，取等量少许金银花、菊花用开水冲泡饮用，直至症状完全消失。

金银花消暑清热、止渴解毒，一般都会用于调制清热的茶饮。根据研究发现，金银花还有抗病原微生物作用，对于各种致病菌，例如大肠杆菌、溶血性链球菌、金黄色葡萄球菌、痢疾杆菌等都具有一定的抑制作用；对于脑膜炎双球菌、肺炎球菌、结核杆菌可以起到抑菌杀菌作用；对痈肿疔疮、肠痈肺痈有较强的散痈消肿、清热解毒、消炎作用。在《本草经百种录》之中记载菊花“能治头目肌表之疾”，能够清热疏风、降肝火，而通过药理研究表明，菊花中的菊苷、腺嘌呤、氨基酸以及各种微量元素对链球菌、葡萄球菌、流感病毒和皮肤真菌都具有一定的抑制作用。

过了大约一个礼拜，小王到我这里复诊，他的中耳炎有了很大好转，于是我建议他继续服用一段时间，必能完全康复。心情抑郁、过大的压力，上火心急极容易患化脓性中耳炎，所以这类人群应该注意锻炼身体，及时将身体的湿热祛除，只有坚持锻炼身体、提高免疫力才能彻底的告别炎症。

胖大海：开宣肺气，双咳豁痰

慢性咽炎多是指慢性感染所引起的弥漫性咽部病变，一般都发于成年人身上，并且往往伴有其他呼吸道疾病、急性咽炎反复发作，鼻炎、鼻窦炎的脓液刺激咽部，或鼻塞而张口呼吸，均能够导致出现慢性咽炎的症状。中医学认为，慢性咽炎是因为肝肾不足、虚火上炎所导致的，所以在治疗的时候应该以润肺滋阴、降火滋阴为主。

前不久老家的一位亲戚打来电话，说自己得了慢性咽炎，非常痛苦，但是又不想到医院花钱，让我想办法，看看是否有简单有效的治疗方法。我的这位亲戚是一个老实巴交的农民，基本生活就靠家里的几亩地，所以我能够理解他的心情。我于是对他进行询问，原来他喉咙曾经发炎，当时只是吃了一些消炎药，但是总不见好就不吃了。

非常明显，亲戚的慢性咽炎是由急性咽炎引起的，而且他的嗜好就是烟酒，这对咽喉都是有很大危害的。

根据亲戚的家庭条件，我给他开了一个既经济又实惠的方子：胖大海3枚，菊花和金银花各10克，开水冲泡15分钟，加入蜂蜜做茶水饮用。胖大海味甘性寒，有利咽开音、止咳清肺的功效，在《本草正义》中记载，胖大海可以“开宣肺气，双咳豁痰”，是中医治疗咽喉疾病常用的中药材。蜂蜜性平味甘，对慢性疾病可起到辅助治疗作用。在《本草纲目》中称其可以“和营卫，润脏腑，通三焦，调脾胃”，能润肺止咳、润肠解毒、补中缓急。菊花也是中医比较常用的中草药，具有清热、疏风、解毒、明目之功效，能够对心胸烦热、头疼、肿毒等症有治疗作用。金银花从古至今当被认为是清热解毒的良药，性甘寒气芳香，甘寒清热但是并不会对胃造成损伤，既能宣散风热，又能清解血毒，尤其是针对各种热性病，如发疹、身热、咽喉肿痛等症状有显著的效果。

大约过了半个月，那位亲戚专门打电话致谢，说他的咽炎症状完全消失了。于是我叮嘱他，不要因为病情小就不重视，不舍得去医院治疗，要是引起别的疾病就更麻烦了。生活当中应该注意自己的健康问题，干活的时候应该做到劳逸结合，多喝水帮助身体代谢。我还特意提醒他，必须戒掉烟酒，避免食用油腻、辛辣的食物，做好保护喉咙的工作。

慢性咽炎的治疗有很多方法，桃仁也是治疗慢性咽炎的不错的选择。每天吃10枚不去掉外皮的核桃仁，分早晚服用，也能够对慢性咽炎起到一定的治疗作用。核桃仁能够对肝肾起到滋补作用，补脑温肺，通过补肾益气、润肺养阴而对身体进行调节，最终达到治疗慢性咽炎的目的。慢性咽炎的产生一般都是由其他症状引起的，如果得了鼻炎、感冒、扁桃体炎之类的邻近器官疾病，必须早治疗，以防发展为慢性咽炎。平常应该注意口腔卫生，多吃蔬菜和水果，不要长时间讲话或高声喊叫。

葱白一用，鼻子轻松

鼻塞是上呼吸道感染的最为常见的一种症状，是指鼻道因受到病毒感染血管肿胀而出现的阻塞情况。鼻息肉、鼻炎、鼻癌等病都会出现鼻塞的情况，可带来面部疼痛或头痛以及某种程度的不适感。中医认为，鼻塞主要是肺的疾病，如外感风寒和外感风热都会致鼻塞，还有咳嗽、痰饮，出现鼻塞的状况也非常多。

王老师因为鼻塞的问题到我这里看病，她说自己的鼻塞是由感冒引起的。前些天单位组织旅游去昆明，昆明的气候非常舒适，但是回到北方以后，气温骤然降低，而她准备不充分，一下飞机就受了风寒，然后就是感冒发烧，导致鼻塞。本来觉得感冒好了鼻塞也就好了，可是好几天过去了，鼻塞一直没见好。她头疼得厉害，鼻塞越来越严重，现在鼻子已经完全“不工作”了，苦不堪言。

我给王老师开了一个非常简单、实用的方子：用葱白 50 克，捣烂后取出汁液，用棉球沾着葱汁塞入鼻子当中。葱性辛温，可以起到发汗祛风的作用，葱白的作用最为突出。在《本草经疏》之中记载，葱可以起到发散的作用，“能通上下阳气”“辛润利窍而兼解散通气之力”。葱白中含有大量的挥发油，其中的大蒜辣素、维生素C、维生素B等物质都能对风寒起到一定的化解作用，迅速疏通堵塞的鼻子。

除此之外，大蒜汁与甘油也能对鼻塞起到治疗作用。大蒜汁和甘油各25毫升，调和均匀以后滴入鼻子之内，每天只需要用3～4次。在《本草纲目》中提到，大蒜的味道浓烈，可以“通五脏、达诸窍、去寒湿、辟邪气”，且具有很强的杀菌作用。大蒜精油对链球菌、葡萄球菌、流感病毒、伤寒、白喉等细菌都有杀灭作用。甘油是一种味甜、无色的糖浆状液体，无毒副作用，在食品业、工业、化妆品当中得到广泛的应用，甘油可以起到润滑保湿的作用，在这个方子当中可以起到辅助治疗的作用。

如果是一些因为慢性鼻炎、鼻息肉而引起的鼻塞，也能通过下面这个方子治疗：取白酒500克，橘红30克，用白酒将橘红密封，时间约为一个月，每天在睡觉之前饮用20毫升。白酒可以活血温阳、祛风散寒，适当地饮用白酒能够活血行气，促进血液循环。橘皮去白留红者被称为“橘红”。在《本草纲目》中记载橘皮“和中理胃药则留白，下气消痰药则去白”“橘红温燥之性胜于橘皮，并兼发表散寒，外感风寒咳嗽痰多者用之为宜”。饮用橘红酒能够化痰祛痛、驱散风热，尤其是对因慢性鼻炎引起的鼻塞有显著效果。

如今的空气污染比较严重，灰尘、化学气体都对人体有伤害，特别是对鼻子。所以，生活当中应该对鼻子采取保护措施，加强营养，勤于锻炼，提高身体素质，防止伤寒感冒。如果患有鼻窦炎、扁桃体炎等慢性病，要及时治疗，鼻腔畸形也应该积极矫正。麻黄碱、萘甲唑啉等鼻黏膜收缩剂不能够长期使用。在季节交替时期应该注意保暖防寒，以防止因气候不适引起的各种疾病。

金银花热敷，针眼最怕它

睑腺炎俗称为“针眼”，又称“麦粒肿”，是指化脓性细菌侵犯眼睑腺体而出现的急性炎症，可分为外睑腺炎与内睑腺炎。外睑腺炎表现为眼睑红肿，有极为明显的压痛感，数日后近睑缘部位形成硬结，3 ～ 5 天能够转化，形成黄包脓点；内睑腺炎表现为睑板腺开口处轻度充血，睑结膜下出现一个黄色脓点。

小郑是报社的实习记者，热情诚恳，单位有什么事情都抢着做，工作十分辛苦，但每天都非常乐观。一天她到我这里就诊，眼睛上出现了一个小小的针眼，她以前并没有当回事，但是因为近来一直没有消退，便来就诊。针眼虽然不是什么非常严重的疾病，但毕竟是眼睛部位化脓，万一造成眼部其他位置感染就不妙了。

小郑告诉我，这几天的工作比较忙，单位最近结过婚的同事一直请假，她只能顶班。好几天都没有好好地洗一把脸，可能因为细菌的滋生感染的缘故，加上小郑特别喜欢吃辣，时常胃部积热，循经上攻眼睑，生出了针眼。中医学认为，人体内部遭受风热的袭击，热毒上攻时容易煎灼津液，就极容易生出疮疖。

于是我给小郑开了一些金银花，每 30 克为一服，用水煎煮之后祛除渣，用毛巾浸湿后对患处热敷，如此反复，对于她这一类针眼非常有效。

金银花有杀菌、消炎、解毒的作用，对痈肿疖疮、肠痈肺痈有较强的消肿散痈功能，对链球菌、葡萄球菌等细菌可起到一定的抑制作用，金银花经常被中医用来散毒去痈。

小郑用这个简单的方法不到 3 天，针眼就彻底不见了，整个人也精神多了。

其实，治疗针眼的方法非常多，而且都是很简便的。比如，可取白菊花 10 克，用水煎过之后内服，第 2 次水煎后外敷，早晚各一次，效果非常明显。白菊花性辛、甘、苦，微寒，归入肝经。能够平肝明目、疏散风热，对目暗眼花或肝火上攻所致的目赤肿痛等病症，能够起到解毒清热的作用，特别是能够解除疔毒。临床实践证明，白菊煎剂对变形杆菌、绿脓杆菌、大肠杆菌、宋氏痢疾杆菌及霍乱弧菌等都具有极强的抑制作用，且富含菊苷、氨基酸、黄酮类及多种维生素和微量元素。本方内服外敷同时进行，可以更好地治疗针眼，特别是针对那些体质湿热、体内热毒较盛的患者。

蒲公英也是解毒清热的良药，用 60 克蒲公英和 15 克菊花水煎，头煎内服，第 2 煎可对眼睛进行熏蒸，每次不超过 20 分钟，每日 2 ～ 3 次，效果很快凸显出来。

黄连虽苦，酒糟鼻可除

酒糟鼻也被称之为“玫瑰痤疮”，也叫“赤鼻”“酒渣鼻”，是发生在面部的皮肤疾病。经常发病的部位有颜面中部、鼻尖和鼻翼部，严重者甚至衍生到两颊、颌部和额部。轻度患者一般常为毛细血管扩张、局部皮肤潮红、油脂多，严重患者可能会出现红色小丘疹、脓疱，更有甚者会出现鼻端肥大、毛囊哆开而形成鼻赘的症状。

若是一个人的脸上长着一个“鲜艳”的红鼻头，肯定非常难看，严重影响我们对生活的信心。无论程度轻重，都不会好受。张女士极为不幸地患上了酒糟鼻，一直想把它治好，经朋友介绍找到了我。张女士来自甘肃，从很小的时候就喜欢吃辣椒、大蒜等，饮食习惯一直没有改变过。更年期以后，她原本就有一些油性的鼻头开始长一些红色的小疹子。为了治疗疾病，张女士没少吃药，但是没有见效，情况反而越来越重了，最终长成了酒糟鼻。

酒糟鼻发病当中非常重要的原因就是毛囊虫感染，经过仔细对张女士的病情进行分析之后，我认为毛囊虫感染并非发病的唯一原因。我告诉张女士，可以采用一个小偏方，而且非常简单，只需一味药：黄连。每日取黄连 5 克，用少量的开水浸泡，加白糖 20 克搅拌均匀，除去当中的苦味，分两次饮服，早晚各一次，一个月为一个疗程。

中医认为“肺开窍于鼻”，常用的清肺热的药物对于酒糟鼻就有治疗作用。但是我们从现代医学的角度来看，酒糟鼻产生的原因并不是十分明确，大部分专家认为与一个人的嗜酒、吃辛辣食物有关，鼻部毛囊虫感染是比较主要的症状。所以一般来说，医生都会让患者戒酒、戒吃辛辣食物，并使用甲硝唑、硫黄软膏等外用药物涂抹鼻子。不过，像张女士这种情况，常规方法并没有起效，就应该从以前的治疗思维当中跳出来，尝试别的方法。

近年来经过研究证明，酒糟鼻与胃部的幽门螺杆菌感染有非常密切的关系。究其原因，就是因为胃中的螺杆菌感染后，激发身体产生抗体，导致鼻子部位出现抗体后的反应，所以杀灭幽门螺杆菌是根治酒糟鼻最为根本的方法。黄连这味中药是非常不错的选择，在众多的杀灭幽门螺杆菌的中药材当中，黄连的作用是最为显著的。

由此看来，采取以黄连清除胃火的方法治疗酒糟鼻，不仅符合中医的医药原理，而且与西医有相通之处。我告诉张女士，可以按照方子上面的方法进行治疗。张女士觉得我说的话有一定道理，回家之后就开始使用，一个月以后过来复诊，我发现她的症状有了明显的减轻，皮肤颜色也比第一次就诊的时候好很多。

对于清除胃火治疗酒糟鼻，我还知道两个外用的小偏方。第一个方法是：用新鲜荸荠(俗称“马蹄”)洗净，切为两半，以切面紧贴鼻尖、鼻翼两侧等部位来回擦拭，直到将整个荸荠的白粉浆完全涂抹在鼻子上。等白粉浆干了再擦，反复进行，次数越多、堆积越明显，效果越好。每天晚上可以涂抹一次，一个月作为一个疗程。

第二个方法是将雄黄 1 克研成粉末，用少许蛋清制成糊状。先用食醋清洗鼻子，然后涂抹在患处，每日 3 次。每次在涂抹之前都应该用食醋清洗，再行涂抹。持续 2 周，就会看到明显的效果。

这两个方法所运用的原理就是杀菌、杀虫、消炎，尤其是雄黄，具有很强的杀虫功效，荸荠对于细菌、真菌都有非常强的杀灭作用。

需要提醒的是，酒糟鼻到了后期就会出现非常肥厚的鼻赘，单纯的吃药、涂抹已经于事无补，只有手术切除。另外，如果酒糟鼻对鼻部的毛细血管造成影响，建议患者配合激光治疗。

红眼病克星：野菊花

有些人因为嫉妒心理非常强，看到别人比自己过得好，总会去指指点点，讲别人的坏话，大家俗称这样的人为“红眼病”。我们这里讲的红眼病并非这种心理疾病，而是直接与我们眼睛有关的疾病。在医学上称之为“结膜炎”，主要是因为病毒、细菌感染所导致的，经常在夏秋两季多发，具有一定的传染性。

有传言曾经说，只要见到红眼病患者，就会患上红眼病，其实这样的事情是子虚乌有的。只要我们注意个人的卫生，在揉眼睛之前养成洗手的习惯，就能预防传染。

我的一个好朋友与女友一起到外地旅游，住在一间小旅馆当中。女朋友不小心患上了红眼病，朋友没有放在心上，没想到自己也被传染了。这种病非常可恶，眼睛又痛又痒，说不出的疼痛。我的朋友开始购买氯霉素眼药水、金霉素眼药膏，还有一些杀菌止痒的眼药水，但是症状一点都没有好转，只好打电话向我求救。

我在电话当中了解两人的情况，他俩的眼中有一种似水的分泌物，量不多也不黏稠。于是我告诉他们，这一类的红眼病应该是病毒性的，所以用氯霉素、金霉素等抗生素都是没有作用的。我建议他找一些野菊花，然后用开水泡上 10 分钟，等水温降低之后，就能用来清洗眼睛，让水液进入眼皮下，使眼睛可以与菊花水接触。每天清洗 3 次，一般当天就能见效，只需要坚持 2 ～ 3 天，就能够治好红眼病。

我朋友与女朋友两个人按照我的方法，在旅游地区附近寻找野菊花，他们找到了不少，拿回去洗干净，再泡水之后用消过毒的纱布清洗，眼睛果然不像以前那样疼痛了。

以前，红眼病往往都是由细菌引起的，所以用抗生素一类的药膏可以治愈。但现在很多红眼病都是由病毒感染导致，用抗生素根本不起作用，患者应该选择抗病毒眼药水，如阿昔洛韦眼药水等。

即使不确定红眼病是由细菌还是病毒所引起的，用野菊花水清洗眼睛也是正确的。野菊花当中含有非常丰富的黄酮类化合物，具有抗病毒、杀菌的作用，对于治疗红眼病具有明显的效果。

这个偏方需要患者清洗眼睛 10 多分钟。为什么要这样长的时间呢？主要是为了让药水长时间浸润眼睛，并冲洗局部分泌物，这样才能充分杀死病毒或细菌。

野菊花，也能适用于针眼的治疗。针眼又称“麦粒肿”，是眼睑部位感染所引起的化脓性炎症，由于野菊花具有很好的抗菌效果，所以清洗效果显著。

chapter 3

| 第三章 |

滋补润脏小偏方，舒心润肺通肝肠

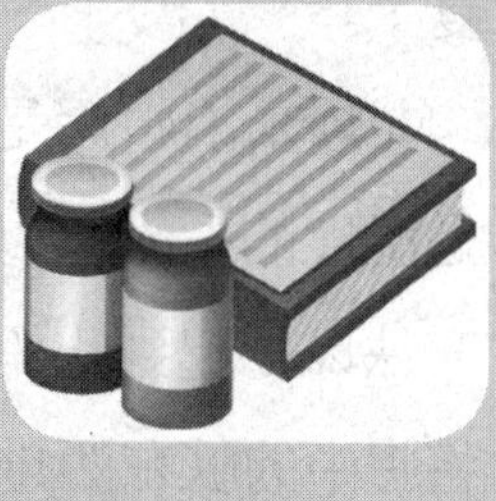

炒米调汤，快速止泻

我的朋友前几天吃露天烧烤，因为吃了一些毛豆，便感觉肚子疼痛，不停地拉稀。朋友想起了我，便给我打了电话。我知道原委之后，便告诉了他一个办法，非常简单，就是将炒米放入水中煮成米汤，然后放上一小撮盐，调和之后再喝。朋友按照我的方法进行，过了几个小时，腹泻马上止住了，人也精神多了，一晚上就完全康复了。

炒米治腹泻是一个非常古老的方法，而且效果非常明显，炒米是温性的，米可以起到养胃的作用，所以用炒米能够温胃健脾、散寒祛风，起到止泻的作用。其实，因吃坏东西而引起的腹泻，只要将腹中的脏东西排泄干净就可以了。腹泻最危险的就是不停地拉稀，水分、盐分一直向外排出，出现脱水、电解质紊乱。我的朋友表现出眼眶凹陷、有气无力，就是体内脱水、低钠的症状。若是腹泻的患者是儿童，甚至会危及生命。

这时候若是喝生理盐水，处于腹泻时的肠道是无法吸收盐分的，不管喝多少盐水都不能为身体内部补充水分。20 世纪 60 年代，根据研究表明，在盐水中加入一些葡萄糖，通过肠道的葡萄糖——钠离子偶联吸收机制，可给处在腹泻状态下的身体补盐、补水。

在印度和孟加拉国中一些难民的居住地，经常爆发霍乱一类的传染性疾病，一个难民营中得这种病的不下千人，靠传统方法补液起效过慢，只有通过葡萄糖与盐水的结合才能应付过来。但难民营当中是没有多少葡萄糖的，为了营救更多的人，通过进一步科学研究，炒米、炒米粉（熟米粉）这些随处可见的食物，可以用来代替葡萄糖，因为大米之中最主要的成分就是淀粉，分解之后就能产生葡萄糖；而且米汤还有止泻的作用，能直接减少患者的排便量，同时缩短人体排便的时间。

在米汤之中放入盐治疗腹泻是一种比较有效的方法，备受腹泻苦恼的朋友不妨试试看！

甘草酸，最护肝

通常大家一旦听说某个人患上了乙肝，那么可能就不喜欢与他接触，小邓时常为此发愁。他白天上班非常劳累，而且有很多的应酬，极容易劳累，去医院一查，结果是肝功能指标过高。小邓的身体状况一直不大好，曾因疾病多次入院治疗，打针吃药虽然能控制病情，但肝功能指标没有恢复正常，让他感到压力很大，也影响工作。

肝病专科的医生向他建议使用干扰素和拉米夫定的方法，但是因为价格过于昂贵，加上服药时间长，担心药物出现副作用，小邓一直对这样的治疗方法持怀疑态度。医生建议他注意休息，把酒戒掉，可以避免疾病复发。对于医生的告诫，小邓心中清楚，但是因为出门在外，为了生活也不得不如此。后来，经人介绍找到我，希望我能帮助他。

我向他推荐的方法就是喝甘草茶，加班过于劳累或是应酬喝酒都能泡水饮用，一周喝上几次。用甘草治疗肝部慢性病，已经有很长的历史了，这味药最早记载在《神农本草经》，并列为养肝佳品，称其“主治五脏六腑寒热邪气，坚筋骨、长肌肉、倍力气、解毒”；在《本草纲目》当中也有这样的记载：“诸药中甘草为君……故有国老之号。”

关于甘草名称的由来，有一个非常有趣的故事。从前，有一位郎中接诊几位病人，让他们隔一天来拿药，结果郎中出去采药很久未归。郎中的妻子为了应对这些病人，就将灶台的干草切成细片，用纸包好分发给那些患者。天已经很晚了，郎中才回家，妻子担心丈夫责怪，就并未将这件事告诉他。过了几天，拿药的几位患者带着礼物感谢郎中，说吃了他的药，随即康复了。郎中听完妻子的解释，恍然大悟，此后他经常利用干草治病，后来觉得这样叫不好，并把“干草”改为“甘草”。

甘草当中含有甘草酸等有效成分，通过抑制补体应对肝细胞损害，从而起到护肝的作用，并且通过改变细胞膜通透性阻止病毒进入肝细胞，从而起到抗病毒的作用。此外，甘草还能够附着在肝细胞内抑制乙肝病毒，因此对肝病治疗效果非常显著。

小邓了解甘草的神奇功效之后，回去购买了很多的甘草，经常泡水服用。再见面的时候已经将近一年了，已经有半年没有感觉那样乏累了，肝功能指标一直保持在正常范围内！

不过，大家需要注意的是，长期服用甘草容易引起血压升高、身体水肿。所以，高血压以及肾功能衰弱者，应该谨慎选择甘草。

白芨、大黄，减轻消化道溃疡

俗话说：“人是铁，饭是钢”。只要一顿饭不吃或者没吃饱，身体就会觉得不舒服、难受，如果长期不注意饮食规律和保护肠胃，就很有可以患上肠胃病，比如胃溃疡或十二指肠溃疡等。肠胃病患者在病症刚开始的时候，大多都对其掉以轻心，把它当成是普通的胃病，自己买点胃药吃吃就算了。虽然自己买药吃的确可以起到一点效果，但是却很难根治，而且反反复复之后，病就拖得越来越严重了。

万先生就是这种情况。作为一个生意人，他经常忙得顾不上吃饭，然后又常常空着肚子陪客户们喝酒。几年下来，他的胃就出了很大的问题，有的时候还会有黑便。去医院检查做胶囊胃镜，最后诊断为胃溃疡，还有幽门螺杆菌感染。医生给他开了一些药，但因疼痛比较轻微，万先生也没有太在意，吃了几天药之后感觉似乎没什么大碍了，就把药往旁边一扔，完全忘记了医生的叮嘱。

一个多月之后，他的胃部又开始有点隐隐作痛了，不过没有黑便，于是他又吃了几天医生给他开的药，感觉又不痛了。再过了一段时间，他的胃痛又一次发作了，而且又有了黑便的症状，他再像以前那样吃药，发现已经没有效果了，于是他只好再一次来到医院看病，在朋友的介绍下找到了我。

我看了看他带来的病历，之前的医生给他开的处方当中有两种药。其中的一种叫“奥美拉唑”，是用来减少胃酸分泌的，这可是正规的胃溃疡三联疗法的用药，治疗胃溃疡的效果应该是非常不错的。不过万先生没有坚持服药，中途还自行服用过其他药物，药效就大打折扣了。

我认真思考了一下，最后决定用中药的方法给他调理，考虑到万先生的工作相当繁忙，就给他开了一个非常简易的偏方：大黄和白芨各 200 克，打粉后备用，每日饭前一小时用温开水冲服，坚持 4 周。

万先生看这偏方确实非常简单易行，于是就老老实实地坚持服用了两个星期。回来复诊的时候他说，上次看完病之后，当天回去他就依方服用，胃痛就感觉明显减轻了，到了第二天，他的大便颜色就恢复正常了，胃痛的症状也完全消失了。在这两个星期里，他一直在按偏方吃药，胃痛、黑便再也没有出现过，问我这药是不是还要接着继续吃下去。我告诉他最好还是再坚持两周来巩固疗效，于是他老老实实又吃了两周，再回来复诊的时候，自诉的症状已经全部消失了，我让他去做了一个呼气试验，检查后发现幽门螺杆菌已经完全没有了。

现代研究发现，大黄对于幽门螺杆菌具有较好的杀灭和抑制的作用，在所有能杀灭幽门螺杆菌的中药当中，也是排名相当靠前的，而且还可以改善肠胃黏膜中的血液灌注量，从而改善胃部的微循环，使肠胃的气血流畅地运行。此外，还可以起到直接凝血、止血的效果。早在汉代张仲景的《伤寒论》中就曾记载过大黄可以用来治疗吐血，现代临床上也同样会使用大黄来治疗消化道出血。

白芨当中含有白芨胶，可以在消化道黏膜的表面形成一层牢固的保护膜，从而有效地保护溃疡面，以促进其修复愈合。而在溃疡出血的局部，白芨还能增强血小板的功能，以促进血液凝固，从而达到止血的效果。这两味药并不仅能用于病情不太急的消化道溃疡，哪怕是消化道大出血，在临床上也会经常用到。

要特别注意的是，大黄和白芨这两味药打成粉之后冲服，必须要一口气喝下。主要原因是白芨冲水之后会变得特别黏，如果慢慢喝，白芨就会附着在口腔黏膜上，口感自然就不好了。注意冲服的时候水要少放些，把粉调成糊状，如果感觉糊状难以下咽，就尽可能减少水的用量，让药物的浓度越高越好。当我们遇到口感不好的中药时，用不着担心，只要讲究一点冲服技巧，吃中药也可以吃得轻轻松松、快快乐乐。

咽喉异物感，颈椎按摩能舒缓

有一位 20 多岁的女患者来门诊找我看病，她是做秘书的，每天一上班就得坐在电脑前处理文件，工作忙的时候，一上午连上厕所的时间都挤不出来。她跟我说，大概三个月前，她突然感觉咽部不大舒服，具体表现为咽部有异物感，总感觉喉咙里面卡住了一口痰，又紧又贴。她一直想要“嗯、嗯”地咳嗽，希望可以把这口痰咳出来，但却一直无法如愿。

每当她工作繁忙、精神集中的时候，这种咽部异物感倒变得不太强烈了，可一旦静下来，这种感觉就会变得相当明显，搞得她每到休息时间就会发出“嗯嗯嗯”的呻吟，有的人不知情还以为她的哮喘病发作了呢。这位女患者之前已经在五官科、内科看过一轮了，吃了很多药，但还是不能见好。我仔细地翻了一下她之前的病历，发现她确实看了很多医生，有医生认为她得的是咳嗽变异性哮喘，开了一些抗过敏药，没有效果；有医生认为她得的是鼻炎引起的咳嗽，开了些治鼻炎的药，没有效果；也有医生认为她可能因为胃病引起的咳嗽，开了些治胃的药物，没有效果；还有几个医生认为她得的只不过是慢性咽炎罢了，但开的治疗咽炎的药，这位女士吃了依然没有效果。

短短的几十天，这位患者的病历就已经写满了十几页，但困扰她的症状却依然没有任何好转。看完了她的病历，再询问了一下病情，然后我对她说，我这边有一个叫作“拔萝卜”的按摩偏方倒是可以试一下，如果可以奏效的话，很快就可以解决她的不适了。征得同意之后，我先请她端坐在椅子上，然后我将双手的大拇指按在了她颈椎的两旁，从第七颈椎棘突开始，平行于脊柱，由下往上稍微用力地推动，推动的同时还需要深按，并要求她同时还要做吞咽口水的动作。如此推动、按摩了几次之后，患者突然对我说，本来在咽喉处那个痰块，现在似乎有点儿松动了。我又接着按了几次，最后再将双手的拇指置于她两侧枕骨下，使劲往上拉伸颈部，持续拉伸 5 秒钟之后，让患者放松休息个几秒钟，然后再做拉伸，这样反复3遍。

这些动作做完之后，我向女患者询问了感受，她惊喜地对我说，喉咙处不适的感觉减轻了一半呢。不过，我的手劲实在太大了，刚才按摩的时候，她痛得几乎要叫出声来了。我对她说，想要治病，当然必须要受点小苦，长痛不如短痛，女患者听了之后连连点头称是。

我请她第二天再来门诊部接受第二次治疗，估计按照这样治疗，3～4次就可以痊愈了，可是女患者却说不行，她说她明后两天必须到外地去出差。不过那也没什么问题，我告诉她自己也可以把双手的拇指伸到颈后来进行按摩治疗。此外，假如自己没有时间按摩的话，还有个比较懒的办法叫“蹭床栏”，具体做法：躺在床上，将脖子的下端靠在床栏上，然后身体移动，让颈部在床栏处上下摩擦个10次，来按摩脊柱两旁的颈肌。此外，将枕骨靠在床栏边上固定住，把它当作支点，让颈部的肌肉用力收缩，往下拉伸脖子，也可以起到比较好的效果。

女患者回去之后依方行事。出差回来后来医院复诊，跟我说这个方子果然非常有效，现在她的咽部不适感大约只剩下过去十分之一了！而且，她平时常常会有的颈部僵硬、酸痛的不舒服感，通过这两天自己“拔萝卜”、蹭床栏后，症状也明显减轻了很多。我教给这位女患者的方子采用的是中医推拿的理筋、拉伸手法，民间俗名就叫“拔萝卜”，这是因为拉伸脖子的手法和拔萝卜的动作有些相似。和女患者一样整天坐在办公室里对着电脑的人士，常常会出现一些颈部酸痛不适等症状，这个大家应该都比较容易理解。但颈部不适还会导致咽喉部的不适，一般人大概就不会了解了。

有人曾经做过统计，假如患者的颈椎或颈椎的肌肉、韧带等软组织出现病变的话，同时出现咽部不适感的概率有42%，其原因是咽喉部的神经与颈部的神经是相互连通、相互联系的。一旦颈椎或颈椎旁的软组织有病变时，刺激到了颈部的神经，就有可能会连累到咽喉部的神经，从而造成咽部不适。而通过“拔萝卜”、蹭床栏这些偏方，可以针对性地治疗患者的颈部不适。只要颈部不适消除了，咽喉部的神经就不会再受到刺激，患者的症状自然也就能够迅速消失了。

便秘了，每天半两核桃

我有一个朋友，他的父亲已经便秘一个星期了。据说以前买一些清肠道的茶就会好，现在却失效了，老人已经很多天没有排便，肚子里的毒素一直没有排出来，因此影响到了身体健康。

我赶忙给老人开了几个开塞露，让我们这里的护士给他灌肠。在灌肠以后，老人果然排便了，脸上也露出了笑容。但是我的朋友依旧非常担心，这次靠灌肠解决了，那以后再便秘要怎么办？难道每次都要来医院灌肠解决吗，或者用开塞露塞肛门？他的父亲非常反感用开塞露，从心底会有一种抵触的情绪。

我这个时候就告诉朋友，有一个偏方可以有效地根治便秘，这个偏方就是吃核桃，每天吃半两核桃仁，就可以有效地缓解便秘的症状。

就这样过了一个星期，我向朋友询问他老父亲的状况。然后得知他的父亲从回去之后就开始吃核桃仁，第三天的时候就已经开始排便了，然后每一两天都会排便一次，并且大便畅通，干湿正常。我告诉朋友这个方法要长期坚持下去，不仅仅是能够起到通便的作用，还能够有效地防止动脉硬化，预防老年痴呆。

这是因为核桃中含有非常丰富的核桃油，同时还含有大量的纤维素。吃进肚子里后，核桃油就会软化大便，润滑肠道。此外，粗纤维在吸收水分以后会膨胀起来，从而刺激肠道运动，这样就能够达到治疗便秘的作用。之前给他父亲用的药物都是刺激性的药物，通过直接收缩肌肉来治疗便秘，长时间使用会导致药效减弱。

在中医学上，这种老年人便秘是一种“无水舟停”的现象，这句话就是说老年人血虚、津少，大肠得不到滋润，当大肠中的津液不足的时候，就会便秘。若是长期使用那些刺激的药物，只会让津液更加不足，那么就像是一条停在枯水里的船，无法向前，只有当河里注满了水，船才能继续前进。

治疗心慌心悸，黄芪来“补气”

前几年，张女士患上了病毒性心肌炎。开始的时候认为是感冒，于是就吃一些治疗感冒的药物，随后鼻塞、头疼的症状好了，但是胸口非常闷，而且有较为明显的心悸、心慌症状。

这种疾病虽然不是很常见，但是碰上了也是非常麻烦的。经过治疗，她的心肌炎基本痊愈了，但是却遗留下了心律失常的顽疾。一开始工作就精神紧张、身体疲惫，生气的时候就感觉心悸、心慌和胸口疼痛，但是经过休息，平常的时候症状又不是很明显，心跳也恢复了正常。医生诊断说是心肌炎过后偶尔发生的期前收缩(异位起搏点过早冲动而引起的心脏搏动，为最常见的心律失常)，也没有什么好的处理方法，只是叮嘱她注意休息，避免情绪波动。张女士并不甘心，难道自己以后就这样病歪歪的，不能生气也不能劳累吗?

我告诉张女士，对于偶然发作的心脏期前收缩，确实不提倡利用西药干预治疗，因为药物有很多的副作用，但是可以采用中药进行调理，见效虽然比较慢，但是比较安全。我便向她推荐了一个方子：用黄芪 15 克，以开水冲服当作每天的茶饮。

黄芪是非常有名的补气药物，有“补气诸药之最”的美誉，像张女士患心肌炎后出现的心律失常，从中医的角度来看就是外邪侵入，损伤了心气，用黄芪补心气是最佳的选择。黄芪里含有的黄芪总黄酮成分能够起到抗击心律失常的作用。因此不管是中医还是西医，这种简单易行的方法都能适用。

张女士按照我的方子每日泡黄芪水喝，过了一个月，告诉我非常有效。以前她到单位的时候，每个月至少发生 2 次心律失常，但近一个月只发生过一次，病症发作的时候症状也有所减轻，只要休息一刻就调整过来了。她继续使用这个方子，连喝了 3 个月，心悸、心慌已经完全康复了，并且心情大为改善。

黄芪是补益气血的良药，不仅能够治疗心律失常，还能帮助人体提高免疫力。此外，黄芪的抗衰老功能也得到证明。有人曾经做实验研究细胞生长寿命，结果发现，如果不使用黄芪，细胞在分裂繁殖到第 61 代的时候就会死亡，但经过黄芪之后，却延长至 88 ～ 89 代才死亡。所以，普通人可以采取黄芪泡水喝的方法，用来补气、强体、延寿以及提高免疫力。

若是总喝黄芪水感觉不是很好，也能利用黄芪熬粥喝。每次煮粥的时候只需要放入 30 克黄芪，大米数量自己掌握，小火炖熟即可。

缺铁性贫血，不光补铁那么简单

缺铁性贫血是由于身体内的铁元素不足，合成血红蛋白的原料不足而导致的。这种疾病属于全球性的，在临床当中常见，属于多发疾病。

李女士是一所大学的语文老师，酷爱传统文化。特别是非常喜爱茶文化，而且养成了喝功夫茶的习惯。因为大家是朋友，我便好心提醒她，茶叶当中有一种鞣酸，会与肠道内的铁元素相结合，影响人体对铁元素的吸收。

李女士在很小的时候就已经有了喝茶的习惯，并没有重视我说的话。后来，学校组织教职工体检，李女士被查出贫血，并且是典型的缺铁性贫血。医院的大夫给她开了一些补铁的常规药物，但是这样吃了一个月，再复查血常规，依然没有改善贫血的状况。她心里有些发慌，急忙向我寻求帮助。

我仔细询问她的情况，并做了检查，之后给她写了一个方子：采集蒲公英泡水喝，每日 3 次。李女士询问我："蒲公英的作用不是解毒清热吗？难道可以治疗缺铁性贫血？"我让她先尝试两周，同时补铁药是不能停的，一起吃。

李女士见我信心十足的样子，就没有继续询问。她按照我的方法进行，两个星期后再到医院复查，果然有了效果，这让她非常高兴，并且向我询问蒲公英治疗缺铁性贫血的原理。她平常对于中医偏方也非常好奇，但是却从来没有见过这个方子。

其实，从来也没有用蒲公英治疗贫血的方法，我给李女士开出蒲公英的方子，并非是用来治疗缺铁性贫血，而是针对其胃病。我知道她的胃经常感觉不舒服，胃胀、反酸，而且在按压的时候会感觉到疼痛。于是，我想到她的缺铁性贫血应该是因为喝茶过多导致的，很有可能就是因为胃肠道无法吸收铁元素，所以不管她吃多少补铁剂也是于事无补。

根据临床研究表明，引起缺铁性贫血最主要的原因就是胃病，胃病造成吸收铁元素不充足，而与胃病最相关的细菌则为幽门螺杆菌。古代医书记载蒲公英对于治疗胃病有奇特的效果，如清代《外科证治全生集》中记载："蒲公英瓦上炙枯黑存性，研末火酒送服治胃脘痛。"现代医学研究表明，蒲公英既能杀灭抑制幽门螺杆菌，也能修补损伤的胃黏膜，所以对于胃病的治疗效果非常好。胃好了，自然能够吸收更多的铁元素，所以李女士的补铁剂能够发挥出功效。

听完我的解释，李女士恍然大悟，还让我为她开一些真正补血的药物，恢复身体健康。我于是向她推荐了三红汤，这个偏方主要原材料为：红枣 7 枚、红豆 50 克、花生红衣适量（若是没有红衣，用花生也可，但是不能将红衣去掉），三味一起煮汤，与汤共同食用，一日一次。其中红枣的属性平和，益气补脾，所含的多糖成分能够增强人体的造血功能，对红细胞、白细胞、血小板功能都有很好的提升效果。根据医学研究表明，花生衣能够增加血小板的含量，同时能够帮助骨髓增强造血功能，所以三红汤所起的作用并非是补铁，而是起到增加营养、补益身体的作用，促进血红素的生成、代谢，加快补血的速度。

李女士按照我说的做，两个月之后到医院复查，血红蛋白指标已经完全正常了。

防止肾结石复发，还是要补钙

我的一位朋友患有肾结石，刚刚经过了碎石治疗，但是他心情依然非常紧张。因为他的朋友也曾经接受这样的治疗，但是没有几年，又出现新的结石，他担心自己的情况与那个朋友一样，于是向我咨询如何预防肾结石的复发。

我告诉他这是一个世界性难题。在 21 世纪，治疗肾结石并非是难事，但是要预防、根治却非常困难。肾结石的男性患者的复发率高达 80%，女性的复发率也高达 60%。

这让朋友极为沮丧，他说既然这样容易复发，现在就必须把钱存好，准备将来的手术。我安慰了他几句，虽然这个复发的问题很难解决，但是也是有一定方法预防的，吃钙片就是一个预防的方法。朋友说结石就是钙的一种，再吃钙片，岂不是会生出更多的结石，这算什么预防的方法?

这样的思维非常正常，补钙会长肾结石已经成为一种常识，甚至有医生会叮嘱患者不要吃钙片。事实上，补钙能够起到预防肾结石发作的作用，缺钙却容易加大肾结石发作的概率。

在美国有两个不同地区的水的含钙量不同，专门研究两个地区的肾结石发病率，结果发现，自来水含钙量较低的地区肾结石的发病率较高。另外，根据研究发现，经常喝牛奶、吃奶酪和酸奶等钙含量高的食物，肾结石的发病率反而要比不吃高钙食物的低 30%。

这是因为绝大多数的肾结石都是由草酸钙构成的，磷酸钙的成分也较多，不过磷酸钙很难形成结石。所以，我们要预防肾结石，主要就是预防草酸钙的形成。

草酸，从名字上看应该是与草本植物有关，菠菜、番茄、土豆、茶叶等就有非常丰富的草酸。草酸钙结石都是在肾脏当中形成，最关键的不是钙，而是草酸。只有吸收大量的草酸，才能出现草酸钙结石，否则身体内不管含有多少的钙，也不会形成肾结石。

所以若是身体当中草酸的含量极低，就能预防草酸钙结石，而吃钙片的作用就是补钙。补钙能够起到将草酸钙排出体外的作用，反之，如果体内缺钙，肠道之中的草酸就会被吸收。

后来，我的朋友按照我的建议每天服用钙片，他的肾结石症状并没有爆发。他以防万一到医院进行肾脏 B 超检查，也没有发现异常，这样我的朋友才确信我的方法有用，心情也就好多了。

专治慢性胃炎，你就吃点“草”

一位老人到我这里就诊，他的生活极为坎坷，年纪一大就出现了胃酸、胃疼、胃胀的症状，曾经到社区的诊所看过，诊断为慢性胃炎，但是老人觉得药太贵，于是就没有治疗。听别人说我有一些省钱的方子，老人特意过来询问。我对老人的情况进行了检查，决定给老人开两个便宜又有效的方子。

第一个偏方是：采取一些蒲公英泡水饮用，早、晚各饮用一次，一个月为一个疗程。

第二个偏方是：取 10 克左右的甘草，用开水浸泡 15 分钟，然后加入一些蜂蜜，搅拌后，在饭前服用，一日 3 次，半个月或一个月为一个疗程。

第二个方子的原理非常简单。幽门螺杆菌是造成慢性胃炎的直接原因，而蜂蜜、甘草都具有一定的杀菌作用。研究显示，它们对幽门螺杆菌，甚至是对常规抗生素耐药的幽门螺杆菌具有强效的杀灭作用。另外，蜂蜜味甘，中医认为可以起到缓解胃疼的作用，而且蜂蜜中的营养成分很高，喝进肚子能够起到帮助胃黏膜修复、愈合的作用，患者应该注意在饭前 1 小时服用。根据研究表明，喝完蜂蜜之后进食会促进胃酸的分泌，但是吃饭前 1 小时服用能够减少胃酸的分泌，这对老人反酸的症状有缓解作用。使用蒲公英入药方，在前面我们已经说过，蒲公英不仅能够杀灭、抑制幽门螺杆菌，还能对损伤的胃黏膜进行修复，也能对慢性胃炎有治疗作用。

治疗慢性胃炎，最重要的就是将肠胃中的幽门螺杆菌杀死，现在由于临床对抗生素的滥用，幽门螺杆菌也随之有了耐药性。而现代中药研究发现，有不少的中药都对幽门螺旋杆菌有抑制作用，其中效果最明显的就是黄连。黄连泡水服用能够治疗慢性胃炎，但黄连泡水的味道非常苦，很多人受不了这种苦味，但是我们还能选择别的中药，如蜂蜜、甘草，杀幽门螺杆菌效力都要强于黄连，而且口感极佳，坚持服用效果非常突出。

一个月后，老人给我打来电话，老人两个方法都在用，用药第二天胃部就舒服多了。我听了非常高兴，让他坚持服药。因为中医重在调理，见效之后还需要巩固。

chapter 4

| 第四章 |

伤筋动骨小偏方，活血散瘀疗外伤

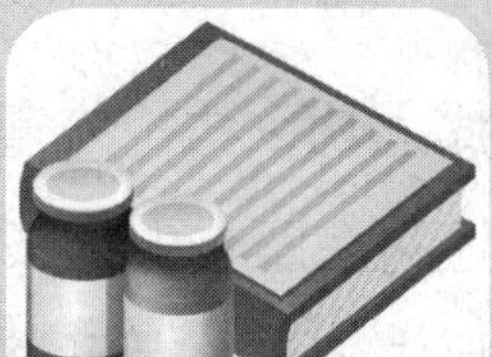

七厘散，专治跌打损伤

七厘散是常见中药方剂，出自清代医家谢元庆的《良方集腋》，组成药材为血竭、乳香(制)、没药(制)、红花各5克，儿茶7.5克，朱砂4克，冰片、麝香0.4克。流传甚广，众人熟知，具有活血化瘀、消肿止痛之功，适合外伤血瘀肿痛、外伤出血、扭伤等症。每次仅用七厘（0.22～1.5克）即可，因而得名“七厘散”。

该方剂之中，血竭、乳香、没药、红花均有活血散瘀、消肿定痛之功，与行气通络的麝香、冰片配合在一起，不但可以行气血，还可在麝香引导下活血通络，能够到达任何病变部位，发挥活血化瘀之力。血竭可止血生肌，与功效相同的儿茶为伍，能够防止继续出血，促进伤口愈合，佐朱砂可宁神、解毒。八药同用，行气、活血并行，活血、止血兼顾，一同发挥出活血止血、消肿止痛之功。

记得上学的时候，朋友在下楼梯的时候正与我闲聊，不小心把脚扭伤了，整个右脚脚面肿得像包子，鞋子也穿不进去了。我让她去看医生，可是她怕耽误课程，说什么也不肯去，坚持让我扶她回宿舍，但是第二天早上醒来的时候，朋友已经不能下地走路了，脚痛得坐立难安。

我突然想到姐姐那儿有七厘散，于是赶忙跑到姐姐的宿舍拿药，取出适量白开水调和七厘散，温敷在她的脚面，换一次药。一个星期之后，朋友那又红又肿的脚面慢慢恢复到原来的模样，也没有那么痛了。

后来我自己开了诊所，此方剂仍然经常在前来就诊的患者身上使用。就在前几天，一个阿姨来到诊所，她说女儿在一个工厂中当打字员，由于长年保持一个姿势，手部肌腱出现过度摩擦，先是红肿，之后结成硬块，再后来腕部、手指的敏感大大降低，手腕想转过来都非常困难。前几天，她和女儿一起出去买东西，回来发现女儿竟然连几包牛奶都拎不动了。

听完她的叙述，我的心里大概有了数，然后告诉她有时间带着女儿过来看看。第二天，那位阿姨就带女儿来了，我仔细观察她手指、手腕的转动情况，和我的猜测一样，是腱鞘炎。

正常人每只手上都有 28 块骨头、24 条从前臂来的长肌腱、18 块手内小肌肉，通过韧带、关节、皮肤连成一个整体。在手部某些肌腱外面包着一层纤维组织——腱鞘，能够维持手指正常屈伸和肌腱滑动功能。我们的手部固定在某个位置做重复、过度活动时，肌腱、腱鞘之间会发生摩擦，导致水肿、纤维性变，引发内腔狭窄。由于肌腱在腱鞘中活动时的径道狭窄，所以出现疼痛、运动障碍，即为腱鞘炎。

那位阿姨赶忙问我能不能治好呢，孩子毕竟还年轻，我告诉她，连续用七厘散外敷 10 天左右就好了。

其实，不仅是打字员，很多都市白领由于长时间使用电脑，双手正在慢慢受摧残。一整天紧张的工作结束时，伸伸手臂，动动手指，就会发现手指、手腕的关节隐隐作痛，别以为这是手指工作过度所致，很可能是被“键盘手”缠上了。平时应当多转动双手，别让手悬空，为自己的手臂找个支撑点，连续工作一段时间后就起身换个姿势。

临床实践证明，七厘散不但能够治疗跌打损伤，还可用于冠心病心绞痛、心肌炎、偏头痛、风湿性关节炎（外敷）、褥疮等症。

清代乾隆时期，颇负盛名的上海蔡氏妇科第七代传人蔡小荪先生就用过七厘散治疗子宫内膜异位症，配合煎药，每次吞服一瓶。也可掺在膏药中敷在小腹部，效果很好。但是，由于药性走窜、耗气堕胎，因此不能多服，孕妇应忌用。

桑枝酒，益气活血数良方

1959年，担任中国社会科学院院长的郭沫若因右侧肢体活动不利，影响了日常生活和工作，于是有人向郭老推荐了中国中医研究院特约研究员、著名医学家郑卓人老先生。郭老知道郑老医术高超，便欣然同意了。

郑老如约来到郭家，详细给郭老诊治后，知道郭老公务匆忙，无暇煎服中药，便对郭老说："我从民间搜集到了一个验方，名桑枝酒，经二十多年临床验证，医治半身不遂疗效颇佳，可否一试？"郭老听后，便请郑老处方，郑老便将桑枝酒的配伍、制法、服法告知了郭老。

郭老按处方配好了桑枝酒，服用 3 个月之后，果然肢体活动自如了。这郑老是何许人呢？郑老名为郑卓人，早年留学日本，后来随同李济深为共产党工作。1949 年后，李济深担任中华人民共和国副主席，郑先生为李副主席的秘书长，后任民革中央副主席，于 20 世纪 50 年代将《灵枢》翻译为白话，这本书为中国针灸学的发展做出了重要贡献。

那么，这个桑枝酒到底是如何制作的呢？炒桑枝 100 克，当归、菊花、五加皮各 60 克，苍术、地龙、夜交藤各 30 克，川牛膝 25 克，丝瓜络 15 克，木瓜 12 克，木通、炮附片各 10 克，配黄酒 5 000 克，密封浸泡 10 天后，将药渣取出，焙干研为细末，装入胶囊，每粒 0.3 克，每次 3 粒，每日 3 次，用桑枝酒 15 ～ 20 毫升送服。两个月为 1 个疗程，以微醉为度，上半身瘫痪者饭后服，下半身瘫痪者饭前服。

桑枝酒为什么会有这么神奇的效果呢？这和药物的性味是分不开的，此方中用得最多的除了酒之外，便是桑枝。现代医学研究表明，桑枝药性微苦，性平，归肝经，有较强的抗炎活性，可提高人体淋巴细胞转化率，可增强免疫力。桑枝还有祛风湿、利关节、治水肿、治白癜风、治皮疹瘙痒、生津液、治消渴等功效。我曾经用 150 克质嫩、断面黄白色的鲜桑树枝条白皮，浸泡在 1 500 毫升的高粱酒中，12 个小时后便可饮用。这种酒对降血压效果非常好，喝酒 60 毫升，一小时后开始缓慢降压，可持续降压 5 小时，整个过程无其他不良反应。

而此方中桑枝、五加皮、苍术、木瓜、牛膝、丝瓜络、木桶、地龙为祛风、散寒、利湿、通络之物，当归养血、菊花清头明目，夜交藤养血通络，更有炮附子温阳补肾，通达十二经脉。经过炮制，既可以饮酒，又可以服药，使药物的作用得到了充分发挥。所以，看似平常的药物，却能起到良好的效果。

这个方子说不上千古流传的名方，甚至出处也无从知晓，但就从人们发现的那天开始，便造福了无数人。

我非常喜欢南方小镇的田园生活，曾多次到南方旅游，在旅途中，我也结交了许多异乡朋友。有一次，我到湘西沅江边流域探寻沈从文的《边城》里的印记，边走边看，流水、栈桥、倒影，互相辉映，很有一番田园风味。等到夜幕降临的时候，我便借宿在一户农家里。

吃饭的时候，主人从酒坛里倒出一杯暗黄色的酒，上面还飘着少许的枸杞，透过玻璃酒坛，依稀可以看到里面有很多中药材。主人说这种酒喝了能强身健体，每年冬天都泡，23 块钱的中药材，再加上 10 斤白酒，半个月后就变成了这样一杯杯美酒。如果这批酒喝完了，可以接着再加入酒，再泡上半个月后就可以喝了。就这样，一杯美酒，几盘特色的农家菜，简陋的房子，温暖的话题就扯开了。

吃到一半的时候，女主人先放下了筷子，拿来一个小碗盛了米饭，上面加了一些菜，然后就朝里屋走去。我问男主人，怎么里面还有人吗？他说是他的老父亲，上个月不知道怎么的，突然间就下半身瘫了，起不了床了。我问他为什么没找医生看。他说看了，医生也说不出名堂来，既不是脑梗死引起的，也不是扭伤之类，就听他说前段时间腿疼，疼了几个月，不过倒不大妨碍走路，但是上个月突然就起不了床了。

我放下碗筷，跑到里屋瞧瞧。老人家躺在床上，上肢是灵活的，下肢动不了，但和他聊聊天，神志还是清楚的，饭量也很不错，媳妇盛的那碗饭，就着菜和汤，竟然全部吃完了。

我再捏捏他的腿，僵硬得很，颜色和正常的皮肤也不相同，偏白。我对男主人说，兴许我可以试一试，让老爷子的腿情况好转起来。

他问，怎么个治疗法？我说，老爷子能不能喝酒？他说，能喝，以前没病的时候，一顿二两酒不能少，最近病了才没喝的。我说，既然这样的话，那就好办了，用我给你开的药方，泡成酒，10 天后把渣取出来，焙干研成细末，装入胶囊，用酒送服药，记得在饭前服用，坚持吃一段时间，应该就会有效果。然后，我就把郭沫若用的方子抄给他。半年后，我再电话回访，老爷子竟然可以下地走路了，不说可以像正常人一样利索，但至少可以自理了。

就是这样一剂不知名的方药，用好了能给人带来幸福。

话说，郑老用桑枝酒为郭沫若医好了后，后来还用桑枝酒治愈了梅兰芳的瘫痪病。梅先生为此挥笔写了四个大字“针到病除”，并书刻金字大匾在舞台上赠予郑卓人先生。

鸡蛋膜、鱼肝油，外敷伤口促愈合

大家可能都曾经使用过创可贴，发明者是美国人埃尔·迪克森，他曾经在一家专门生产外科手术绷带的公司工作。由于他的妻子不善于烹调，在切菜的时候手指经常受伤，因此迪克森决定发明一种绷带，能帮助妻子快速包扎。几经努力后终于成功，他所在公司的主管将这种产品命名为“BandAid”，就是我们熟知的邦迪。

如果我们的身边没有创可贴，那采用什么样的方法才能帮助伤口愈合？下面有几种方法可以尝试一下。

第一个方子就是利用鸡蛋膜。先将一个鸡蛋洗干净，有条件的话，用75%的酒精给外壳进行消毒，或在白酒当中浸泡，给鸡蛋壳表面进行清洁消毒。然后敲开鸡蛋，轻缓地将鸡蛋壳上的那层鸡蛋膜剥下来，并贴在清洗干净的伤口上，再轻缓地将薄膜与伤口的空气挤干净，使之贴紧。在贴膜的时候应该注意将沾有蛋清的一面贴在伤口上。

鸡蛋膜是生物半透膜，新取出的鸡蛋膜上的蛋清含有溶菌酶，能够起到杀菌作用，有利于伤口恢复。

第二个方法就是鱼肝油。先对伤口进行清理，然后将鱼肝油丸剪破，将里面的油覆盖在伤口上面。鱼肝油的油性成分涂抹在伤口上，如同在上面加了一层保护膜。鱼肝油当中有丰富的维生素，能够给伤口提供营养，促进细胞的修复生长。

除了上面说的方法，大蒜膜也能治疗伤口。取一瓣大蒜，将外皮剥掉，就会看见大蒜上附着一层晶莹的薄膜。我们就将这层薄膜取下来，然后将其贴在已经清洗干净的伤口上。跟鸡蛋膜一样，也应该用附着大蒜瓣的那一面紧贴伤口，其作用与鸡蛋膜非常相似。

除此之外，还能够采用糖浆涂抹伤口的办法，既能够帮助止血，也能为伤口提供营养，使其快速康复。

有刺仙人掌，帮你消消肿

有一年夏天回老家。天气非常的闷热，我与大家在树下聊天，这时候一瘸一拐进来一位老者。原来是邻居家的叔叔，干活的时候不小心踩进土坑，扭伤了脚踝。我马上让他坐下，将鞋袜脱去，看见他的脚已经肿了很多，但好在没有伤及骨头。

我让家里人打了一盆深井水，给这位叔叔泡脚。针对急性软组织损伤的治疗原则，第一条就是进行局部冷疗，减轻局部炎症、防止肿胀面积扩大。深井水非常清凉，适合冷敷。家里的花盆中有几株仙人掌，这时候也能派上用场。我掰下几块仙人掌，用刀将外皮与刺刮掉，然后捣成泥，找一块干净透气的布，将仙人掌泥涂抹在肿胀的地方并用布包扎好。我对叔叔说，晚上睡觉之前再更换一次药物，一日 2 次，几天就能消肿。

第二天，我到邻居家看望，叔叔说不像昨天那样疼了，脚踝也消肿。我嘱咐他每天用热水泡脚，能够促进局部的血液循环，帮助组织生长修复。一周以后，叔叔基本恢复了正常。

仙人掌是我们经常能够见到的植物，清代在《本草纲目拾遗》中记载其“味淡性寒，功能行气活血，清热解毒，消肿止痛”。根据研究表明，仙人掌的茎、果实都能起到消炎与镇痛的作用，仙人掌中的谷固醇为抗炎活性成分，三萜皂苷为镇痛活性成分，所以仙人掌的止痛、消炎效果非常好。

根据研究表明，脚踝扭伤这一类的急性软组织损伤会引起毛细血管破裂出血并使血管壁的通透性增加，从而形成肿胀；疼痛主要是创伤性血肿或炎性反应物刺激局部神经所致。仙人掌消炎、止痛，对于脚踝的软组织挫伤有特效。

需要提醒大家的是，急性软组织损伤后，很多人都会选择热敷，比如拿条热毛巾盖上或拿一盏灯烤着，这种方法是不正确的。热疗会让肿胀加重，炎症也会加重，所以必须进行冷疗。一般在受伤24小时之后，局部肿胀、炎症得到稳定的控制，再用局部热敷的效果比较明显。

抽筋不要慌，芍药甘草汤

有很多人都会有这样的经历：晚上正在睡觉的时候，小腿突然抽筋，很疼，但是却没有办法，因为不能动，只能等待它慢慢恢复。

小腿抽筋还可以称之为“小腿肚抽筋”，这是民间的一种叫法，医学上称之为“腓痉挛”。腓痉挛产生的原因是腿肚子腓肠肌痉挛而导致腿部抽筋，发生时伴随着剧烈的疼痛，小腿抽筋会发生在很多的时候，但是无论什么时候，都是因为腓肠肌过度疲劳，或者是肝脏功能下降。旅行中，走很多路是非常正常的一件事情，腿脚疲劳自然是常有的事，那么晚上或者是白天出现抽筋的现象就不难理解了。

“腰酸背痛腿抽筋得补钙”，这是人们非常熟悉的一句广告词。所以可以看出，现在有不少老年人患有这种毛病，但是这些人只是盲目地吃钙片和骨头汤。其实，腿抽筋不一定是缺钙，还有一部分人腿抽筋的原因是血液循环不畅，尤其是到了冬天，血液变得非常黏稠，那么这类病症就会经常出现。

小腿抽筋虽然是非常疼痛的，但是却能够在不理会的情况下慢慢痊愈。不过，若是反复抽筋，就会对身体造成很大的影响，甚至还会影响睡眠。

我这里有一个很好的偏方，对于治疗小腿抽筋是很有效果的，非常的简单，就是喝芍药甘草汤。白芍味酸，可以养阴柔肝，调和营卫；甘草的作用很多，最主要的是缓急止痛，且能补虚。从药物的选择上我们可以看出，芍药、甘草中存在镇痛、抗炎、解热、镇静、松弛平滑肌作用的物质比较多一些，并且都是经过临床验证的。因此，这个方子对于治疗多种急性疼痛，尤其对小腿抽筋这种疾病是非常有效的，是治疗腿抽筋很有效的方法。

简而言之，芍药味酸，酸味入肝；甘草味甘，甘味入脾，所以这味草药才被称为“止痛的良药”，而且不用担心药物太苦，难以下咽，这是因为芍药甘草汤的味道并不苦。

具体的操作方法是：20 克白芍、10 克甘草，可以用开水冲泡，也可以用小火煮，还可以作为茶水饮用。但是，白芍和甘草都要是生的，不要炙过的，炙过的白芍和甘草药性会变，因此不会起到很好的效果。

另外，还有一种方法可以立刻解除痉挛的现象，还会立刻消除疼痛。如果有人帮助，效果会更好。这个方法就是，改卧为坐，将抽筋的腿伸直，用手紧握住前脚掌，忍着疼痛，向外旋转那条腿，剧痛立止。旋转的时候要一口气完成，中间不要停顿。旋转时，如果疼痛的是左腿，按逆时针方向；如果是有右腿，按顺时针的方向。如果有人帮助，那就是面对面地采取措施。旋转时要用力，脚掌也要尽量地向上翘。

其实，小腿抽筋也是有原因的，例如冬天的时候在室外活动，准备活动做得不充分，以及夏天游泳温度较低，都很容易引起小腿抽筋的现象。晚上睡觉没盖好被子，小腿上的肌肉受到寒冷刺激，或者是白天疲劳过度，小腿也会出现抽筋的现象。

现在我们知道了小腿抽筋的原因，那么就应该在生活中尽量避免，还要学会治疗的方法，这样即使抽筋了也不会害怕。对付抽筋双管齐下，这样才能睡得香、玩得高兴。

自制垫腰枕，缓解腰椎间盘突出

患上腰椎间盘突出的人走路、弯腰时都会感觉非常疼痛，一般人遇到这样的情况，都希望入院治疗。其实，如果并不是很严重的病情，并不用吃药打针，只要适当调养休息就可以了。

一般情况下，腰椎间盘突出会引发炎症，而且极有可能压迫神经而引起腰痛，甚至屁股、下肢出现放射性疼痛。但是经过时间的推移，突出的椎间盘会逐渐地减低、减小，炎症逐渐地减轻，因此对神经的压迫也逐渐缓解，疼痛感也逐渐减少。

我的一位同学非常喜欢运动，在一次打篮球的时候不小心扭到腰。我帮助他进行检查，发现他的右腿抬高试验呈阳性。因此，不需要进行 CT 诊断，他已经具有明显的腰椎间盘突出迹象了。幸好他的病情并不是非常严重，只是早晨起来感觉疼痛，而且下肢并不疼痛，这说明椎间盘并没有挤压神经。所以，我先让他在硬板床躺几天，腰部贴风湿膏药或消炎止痛的膏药，然后吃一些止痛消炎的药物，比如阿司匹林，效果非常好。像他这样的病情，椎间盘突出很快就会缓解。

我的朋友听完之后，放下心来。可是他不喜欢用胶布，每次贴膏药的时候皮肤就会感觉发痒，加上他的胃非常虚弱，止痛药吃完胃部就会非常疼痛。我又告诉他一个制作垫腰枕的办法：用沙子 2 斤、花椒 2 两、生姜 2 两切片、干辣椒 2 两、粗盐 5 两，混合在锅中翻炒，然后放入自己制作的布袋；患者在床上躺好，用毛巾裹在布袋之上，放在腰部进行热敷。

但是大家需要注意，布袋的厚度以自己舒服为主，保证腰椎睡在上面的时候没有压迫感，以免加重病情。此外，热敷的布袋不能够太烫，局部感觉热烘烘就可以了，如果太热，应该加一些隔热层，以防烫伤。

如果没有沙子，可以选择黄豆代替，而粗盐也能用食盐代替。沙子和盐都能起到保持热度的作用，加上布袋和毛巾的包裹，放在腰部就能促进局部血液循环，祛除炎性物质，从而有效加强新陈代谢，让椎间盘尽快萎缩、体积变小。腰椎间盘突出病发的时候，腰部的肌肉就会随之收缩、疼痛，患者往往就会感觉腰部紧张，同时，肌肉收缩压迫肌肉里的血管，不利于局部血液循环。用热敷的办法放松肌肉，减少紧张感。

辣椒之中含有辣椒素，辣椒素的作用就是消炎止痛。生姜消炎止痛的效果并不是非常明显，但是可以扩张毛细血管，加速血液循环。有人就会怀疑，这几种药材并没有直接接触皮肤，能有效吗？其实，这些药当中有一种叫作“挥发油”的成分，挥发油可以穿过布袋、毛巾缓缓地渗透到皮肤。通过垫腰枕对穴位进行刺激，可以很好地消除疼痛。多种物质共同作用，就能缓解症状。

我的朋友在第二天给我打来电话，告诉我现在症状已经好多了。我告诉他注意休息，如果需要起来活动，最好将布袋围在腰上。过了一周，他的症状基本消失了，但是为了巩固疗效，外出活动时还是戴着腰围。

这个方法不仅对腰椎间盘突出有效，对于腰肌劳损的疼痛也能起到缓解作用。

需要提醒的是，腰椎间盘突出症绝大多数不需要动手术也能康复，特别是那些年纪比较轻或是初次发作的情况，尽量躺在床上休息，疼痛就能得到缓解。

花椒加保健，远离“鼠标手”

随着信息化时代的到来，人们的生活与电脑越来越离不开，一种疾病开始影响我们的生活，这就是“鼠标手”。“鼠标手”属于一种腕管综合征，是指人体的正中神经以及进入手部的血管在腕管处受到压迫，主要症状就是食指和中指僵硬疼痛、麻木以及拇指肌肉无力感。

“鼠标手”常见的症状为灼痛、麻木，夜间疼痛感加剧，甚至是在梦中疼醒。有些患者甚至会有腕关节肿胀、手部动作不灵活、无力等症状，手指、手掌、手腕、前臂和手肘酸痛、僵直，更为严重可能会迁移到胳膊、上臂、肩部和颈部。早期的症状是手指和腕关节疲惫麻木，有的时候活动关节会发出声响。据研究表明，女性朋友患上“鼠标手”的概率更大一些，这是因为女性手腕管一般都比较小，腕部正中神经会感觉压痛。此外，糖尿病患者、风湿性关节炎患者、高血压患者、孕妇、甲状腺功能失调者，都容易患上鼠标手。

小雨今年 20 多岁了，因为肿胀、手脚麻木到我这里就诊，心里非常的忐忑。经过我的询问，了解小雨的工作是平面设计，每天做的工作就是设计、修改图片，而且这些工作全都用到鼠标，手腕、手指长时间受到压迫，便得了“鼠标手”。小雨说，她现在有两个策划案，对她非常的重要，很有可能关系到未来的升职。小雨希望我能治好她的“鼠标手”，让她能够继续工作下去。

从临床上来讲，“鼠标手”的症状与风湿性关节炎、腱鞘炎非常相似，也是一种手腕部肌肉发炎的疾病。所以，治疗鼠标手第一步就是消肿、消炎、止痛。我给小雨建议了一个方子：花椒水泡手。选取一定数量的花椒，用水煎煮后，晾凉至手指能够承受的温度，浸泡搓洗。花椒味辛，性温，有解毒杀虫、散寒温中、解腥止痒、健胃芳香、止痛除湿的功效。根据试验证明，花椒对肺炎双球菌、溶血性链球菌、炭疽杆菌、白喉杆菌等多种病菌有非常好的抑制作用；花椒所含的挥发油能够起到止痛、麻醉的作用。

小雨按照我所说的方法用花椒水泡手，只用两天，“鼠标手”产生的疼痛感已经完全消失了，她非常高兴，说自己可以更好地工作了。我对小雨说，用花椒水泡手虽然可以消炎止痛，但是如果不注意，非常容易复发。工作虽然重要，但是应该注意保养身体，即使再忙，也要抽时间休息。

为了防止让小雨再次患上“鼠标手”，我告诉了她一套健手操。将五指分开，并且将一只手放置在水平面上，模仿弹钢琴的样子，每次慢慢地将手指打开，慢慢加速。然后替换成另外一只手，反复练习。伸展开手指，然后用每一根手指触碰手心，同时尽量保持平直，两手交替做，这有利于锻炼身体的协调性。用一只手将纸揉成纸团，再把纸拉平之后不断重复。

此外，工作中尽量采用人体工程学办公用具，这可避免操作电脑时腰背、颈部肌肉和手腕腱鞘等部位的伤害。在使用鼠标的时候，手臂最好不要悬空，以减轻手腕的压力。移动鼠标时，最好用手臂的力量而不是腕力，减轻腕部负担。

打绑腿，有效缓解下肢静脉曲张

不久前，一位男士带着他的母亲到我这里诊病。他的母亲腿脚不方便，走不了远路，只要走路时间长一些，两只小腿就会感觉酸麻，如同在腿上绑了两块大石头。

我对他的母亲的腰部进行了检查，发现老太太腰部并没有压痛感，所以并非是腰椎问题。于是就摸了一下双脚脚背，温度在正常范围内。最后，我对老太太的小腿进行检查，在两侧小腿的皮肤下能够非常清楚地看到膨胀的皮下血管，这种情况是因为下肢静脉曲张而导致的病症。

下肢静脉曲张的主要原因是下肢静脉里的血液回流不畅，在静脉血管当中滞留，撑大了血管。至于为什么走一段就会感觉疼痛、酸麻，是因为走路需要消耗很多的能量，下肢动脉就会为腿部输送血液能量，动脉的血流过来了，而在静脉中没有办法回流，随之出现了血瘀。但是适当进行休息，静脉的血液得以正常回流，局部的瘀血解除，症状就会减轻甚至消失。

那么，是什么原因造成静脉回流不畅呢？这与“静脉瓣”的老化有很大的关系。静脉隔一定的距离就有一个静脉瓣，如同一个房门，只能向一个方向打开，就是向回流心脏的方向打开。血液向心脏回流，冲击力就会将这扇“门”打开，等血液进了静脉瓣，冲击力逐渐减弱了，静脉瓣就会关闭，血液不至于回流。而静脉曲张时，原先只是朝向心脏方向的“大门”变得老化、腐朽，血液也就发生了倒流现象，这样就淤积在腿部，没有办法回流到心脏，病人自然感觉腿部酸麻、胀痛了。

听了其中的原因，老太太终于明白了，然后问我怎样治疗。我告诉她最好就是手术治疗，但是费用不低。母子相互对视，老太太的年纪大了，不太愿意做手术，问我是否有别的方法。我让她尝试打绑腿，操作方法非常简单，只需要用普通的布条，从脚踝处开始，一圈一圈向上缠，一直到将整个小腿绑好。这个方法非常简单，而且很有效，只要将腿绑好了，不管走多远的路，也不会感觉酸胀。

打绑腿的道理非常简单：挤压静脉的血液，帮助其快速回流。不过在绑腿的时候要注意，就是脚踝附近处应该绑紧一些，再往上绑的时候不要太紧。

假如说踝部的绑腿紧张度是 100，到了小腿中间的位置就会下降到 70、80，而到了膝盖附近呢，绷紧程度只需 50、60 就行了。主要是因为脚踝部位回流时，脚踝部位需要承受的重力最大，所以要绑得最紧；越往上，重力随之减轻，所以不需要太紧。而且下面绑得紧，上面绑得松，压力差能够辅助血液回流。

如果感觉这种方法太麻烦，可以购买专门治疗肢静脉曲张的弹力袜。这种袜子在很多药店都有出售，价格并不贵，两三百元左右。这种治病的弹力袜全称为“分段压力型弹力袜”，其特点就是与打绑腿非常相似，脚踝部弹力最紧，随着高度增加压力逐渐减少。

不过这个方法只能缓解疼痛。不管是打绑腿还是穿弹力袜，都不可能修复老化的静脉瓣，所以靠它治好静脉曲张是不现实的。

听我讲完，老太太说自己学过绑腿，她先尝试绑腿，若是情况无法改变，再考虑手术的事。又过了几个月，她的儿子过来说，现在母亲的情况好多了，暂时不考虑进行手术。

最后提醒大家，穿弹力袜或是打绑腿，也能起到预防静脉曲张的作用。现在很多从事站立工作的人员，如餐厅的服务员、前台小姐等，她们都容易患上静脉曲张。因此建议长期站立的工作人员，上班的时候最好选择这种方法。

“闪腰”了吗

“闪腰”可能在人们眼里并不是什么严重的疾病，但真被闪了一下，那可是真难受。我就曾经接诊过两位“闪腰”的患者，有一位患者的症状比较典型。事情经过是这样的：有一位30多岁的女性被人搀扶到我这里。我先是让她坐下来，看见她额头上的汗珠滴滴答答地掉下来，便询问她的病情。

她是一个非常典型的家庭主妇，早晨扫地的时候不小心将腰闪到了，这让她极为疼痛。她先在床上躺了一会儿，又在腰上贴了一块膏药，但是一起床，腰就疼得厉害，最后找到我这里。她非常担心地询问自己是不是腰椎间盘突出，不然只是随意地弯腰为什么这样疼痛。

我对她进行仔细的检查，幸好只是“闪腰”，并非腰椎间盘突出。为了减轻她的疼痛，我让她趴在床上，在肚子下面放了一个枕头。先在腰部脊柱两侧肌肉部位上下进行按摩，帮助肌肉放松；然后让她放松全身，双手握住双踝，将膝关节屈膝至 120 度以上，这样反复进行，突然用爆发力拉伸双腿，使患者的双腿感觉突然向后蹬出去。同时，让腹部离开床面，反复操作 5 次。最后，对腰部进行按摩，这样就结束了。

做完之后，她非常小心地站立起来，慢慢地挺直腰，尝试走几步，感觉腰部不疼了。

就是让患者随意蹬几下腿，完全不疼了，真让人不可思议，但是包含着一定的科学道理。闪腰病，在医学上被称之为“腰椎后关节滑膜嵌顿”。造成这个病的原因非常简单：腰椎的上下关节突之间的地方形成了一个小关节，关节周围就是关节囊以及小的滑膜组织。当腰椎向前屈伸以及旋转的时候，小关节间隙张开，滑膜就有可能进入关节间隙。当腰部伸直时，滑膜便夹在了关节之间，这就叫“滑膜嵌顿”。滑膜被关节牢牢地挤压住，触及神经，就会造成强烈的疼痛感。我运用的按摩方法，就是要将已经拉近的腰椎关节快速拉开，令关节间隙出现足够大的间隙。这时候，已经被挤压嵌顿住的滑膜很快地弹性回缩，疼痛感也随之消失。

当出现闪腰的时候，治疗的时间越早，恢复效果越好。比如这位家庭主妇，在发病几个小时内进行治疗，所以恢复效果非常好。如果一直拖延不重视，直到疼得受不了再来治疗，到那时滑膜可能已经被挤压变形，局部可能已经出现了炎症、水肿。即使按照这个方法将滑模复位，局部出现的炎症、水肿也不能很快恢复。这时候，可能需要一周的时间进行恢复。所以，患者应该抓紧治疗。

电吹风和粗盐袋，巧治颈椎痛

对于长期坐办公室的白领而言，得颈椎病是一件非常正常的事情，特别是那些公司的文员、会计，还有从事写作工作的作家、编辑。由于颈椎与脖子长时间弯着，肌肉长期保持收缩，极容易出现颈肩部疼痛，颈椎病也随之而来。

有一次，我接诊了一位颈间疼痛患者。她是公司的文员，每天的工作就是将文字录入到电脑之中，时常感觉颈肩疼痛，所以她经常找推拿大夫按摩。但是这样一来，她也花费了不少的时间、钱财。为了找一个省时、省钱的方法，经人介绍，找到了我。

在了解她的情况以后，我想了一个办法，就是用电吹风对颈肩部吹一吹，这样就能起到缓解作用。她有些奇怪，不知道我说的真假，我说回去你就明白了。过了几天，我在街上碰到她，她非常高兴，并且说我的办法很好用，每次疼的时候用电吹风吹一吹，立马就舒服了。现在她每天上班都带着一个小型的吹风机，觉得颈肩疼痛时，就到厕所吹几下，就能得到缓解。用了这个方法以后，她很少去推拿了，既省时又省钱。

颈肩痛主要是因为颈肩部肌肉长时间保持收缩状态，从而导致局部血液循环受阻、代谢产物沉积、局部神经受到刺激而产生的痛感，在中医当中被称之为“气血瘀滞”“不通则痛”。用电吹风就能缓解症状的原理非常简单，通过温热的刺激，就能使局部的气血流通顺畅，疏通瘀滞。现代医学研究表明，局部血液循环改善，可以加速局部的新陈代谢，将那些产生疼痛的物质运走，从而起到缓解疼痛、迅速止疼的疗效，与按摩颈间肌肉的道理是一样的。

我们用电吹风进行治疗的时候应该注意：身子应该坐直，先用左手找到疼痛点，右手将吹风机打开，以热风针对压痛点进行轻吹，热熨痛处。此时我们应该对颈部进行活动，前后左右进行移动，缓解紧绷收缩的肌肉。若是左手可以按住揉捏压痛点，那么效果就会更加显著。

但是大家应该注意，吹风机与皮肤的距离不能太近，以防灼伤皮肤。如果感觉吹风机的热量过大，可以先关上吹风机，过一会儿再继续。时间控制在 15 分钟，同时应该考虑每个人的耐受性。这只是一种保健方法，也没有规定的模式，每当感觉疼痛的时候，就可以简单“吹”一下，如果有充足的时间，最好是早、中、晚各一次。

电吹风的声音会对别人的工作造成影响，上班使用必然会引起别人的不满，不要担心，我这里还有一个办法。

患者可以缝制一个布袋，在里面装上一些粗盐，在使用之前放入微波炉加热，然后对颈部进行轻微热敷。这个方法也会缓解颈肩部肌肉的疼痛感，原理是相同的。

chapter 5

| 第五章 |

妇科常用小偏方，保障女性的健康

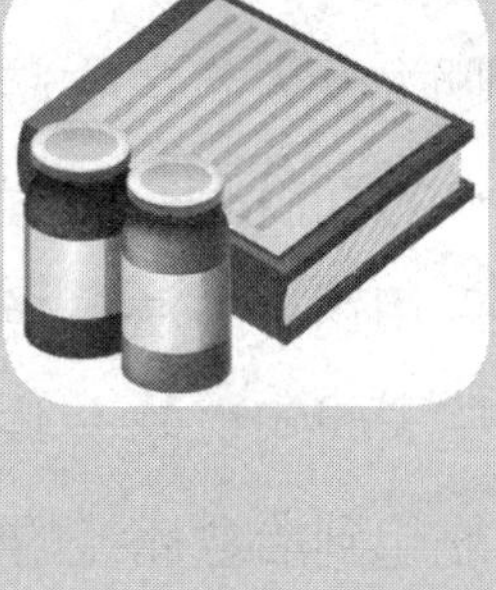

原发性痛经，就吃维生素E

小吴是一个年纪很轻的女孩子，因为痛经问题到医院检查。经过检查，结果为“原发性痛经”。换言之，她的痛经并非是由妇科疾病引起的。妇科医生对小吴的建议是，最好的选择就是服用避孕药，但是需要每日服用，而且服药时间长达 3 个月。

小吴还没有结婚，听到大夫建议服用避孕药，连忙摇头，极为反感，便向我询问治疗痛经的方法。我对她的心情非常理解，没有哪个女人希望吃避孕药治疗疾病，一是觉得长期服药比较麻烦，另一方面就是心中有一种忧虑。若是遇到那些想要怀孕的，就更不想采用这个方法。当然，并非只有这一个方法，例如在月事来临前两三天时可以吃一些止痛药，如布洛芬等，连续服药三四天即可，就能起到治愈痛经的作用。

但是小吴也不喜欢此方法，因为胃比较虚弱，吃了止痛药就会感觉胃部极为不舒服。根据她的情况，就只能选择第三个方法，就是服用维生素 E。在月事来前的两天服用，服用到月经来临的第 3 天，一共 5 天。吃 2 粒维生素 (800 国际单位) 每天都吃，也可以 1 粒维生素 E(400 国际单位)。

是什么原因引起的原发性痛经？根据目前的研究，主要是痛经患者的前列腺素含量要高于正常人，特别是“不良前列腺素”的含量尤为明显。人体之内有多种前列腺素，绝大部分的前列腺素对人体是有益的。但是有两种“不良前列腺素”是不好的，会刺激子宫，导致子宫平滑肌发生强烈收缩，如同我们的腿部抽筋，造成极为强烈的疼痛。依据痛经的原理，不管利用什么样的手段进行治疗，最终目的就是为了减低并除去身体内“不良前列腺素”。不管是止痛药，还是避孕药，都是这个原理。

服用维生素 E 也能消除“不良前列腺素”。“不良前列腺素”在体内合成、产生，需要磷脂酶 A2 和环氧化酶进行加工；维生素 E 恰恰可以抑制这两种酶的活性，从而降低不良前列腺的含量，起到降低痛经的作用。

小吴听完我的解释，心终于放了下来。我又告诫她，在月事来临前一周必须忌口，尽量不要吃奶制品，肉也应当少量，最好以素食为主。因为产生“不良前列腺素”源头是“花生四烯酸”，而“花生四烯酸”主要存在于肉类与奶制品当中，所以在月事来临之前应该减少这类食物的摄入。小吴按照我说的方法，当月月事的疼痛感就少了很多。

敲打骨盆区域，解决非正常痛经

有一位30多岁患者，因为长时间不来月事前来就诊。经过询问得知，她因为怀孕药流时药物未清理干净，做清宫之后2个月没有来月经，最后医生建议服用黄体酮，月经这样才来。但是第2个月又没有了，只能依靠服用黄体酮。她觉得总是这样也不行啊，50岁左右才绝经，难道需要靠黄体酮过20多年吗？于是她四处求医问药，但是效果甚微。每次的月事，还是需要黄体酮的帮助。她感觉到了绝望，在别人的介绍下，到我这里就诊。

我查看了她的病例，告诉她，她的闭经是由内分泌失调引起的，采用针灸的方法能够治愈，但是患者需要每隔一天灸一次。患者有些为难，主要是因为路途较远，隔一天来一次非常困难，问我有没有什么简单的方法。我知道会是这样的结果，告诉她，办法倒是有一个，不过会非常辛苦，不能偷懒。患者听到这里便说，只要治好就行，不怕苦。我说也不是非常辛苦，只要对骨盆进行按摩就可以了。

具体操作方法是这样的：沿着骨盆下缘，向着最外侧的骨盆进行深按、敲打，到达脊椎后，然后顺着脊柱骨敲打、深按，一直顺延到尾椎骨最下沿，每日按揉30次左右。进行操作的时候，局部会感觉到酸胀、发热。那么骨盆最外侧是什么位置呢？非常容易找到，用手在腰部最外侧的位置进行按揉，按到一个骨头凸起处即是。左右两侧都有，我们穿裤子不掉下来，就是依靠这两个凸起处。需要提醒大家的是，如果月经来的时候，这个动作就要停止。

患者按照我所说的按摩方法进行治疗，20 天后月经准时来临，但是色淡量少；待经期过后，她过来复诊，告诉我目前的状况。我鼓励她进行锻炼。这位患者回家又坚持了一个月，月经基本恢复。她再到我这里时告诉我这个消息，我也为她高兴，叮嘱她为了巩固疗效，最好应该继续按摩。她并没有偷懒，因此再也没有出现闭经的现象。

敲打和按摩骨盆区域为什么能够治疗内分泌失调引起的闭经呢？中医之中有“内病外治”的讲究，主要的意思是说内脏的疾病，可以在皮肤穴位上进行刺激按摩，从而达到治疗的效果。

从神经解剖学而言，臀部骨盆的区域以及子宫、卵巢等女性生殖器官，也是受到周围腰骶脊髓神经节段支配。根据临床医学研究表明，患有妇科疾病的女性，在臀部骨盆上部的骨头下缘处的往往能够找到压痛点。而疾病痊愈之后，这些压痛点也逐渐消失。可见两者之间有一定关系。至于尾椎骨处，则分布着“八穴”。这是治疗盆腔炎、女性痛经、闭经等症和男性前列腺炎、阳痿、遗尿等病症的常用穴位。

患者没有必要问究穴位的名称，只要按照具体方法按揉这一些穴位即可。刺激穴位会将信号发射至腰骶部的脊髓神经节段，随后传输到子宫、卵巢等生殖器官，从而起到调整内分泌的作用。这个方法能够对闭经、月经不调、痛经、子宫肌瘤等妇科疾病起到调节作用。

大部分闭经都是由闭经引起的，但是需要提醒大家的是，闭经是一个极其复杂的疾病，原因是极为复杂的。如果是子宫内膜结核、垂体肿瘤、盆腔肿瘤等在医学上被称为“器质性病变”的病症，这些症状都能够引起病变。对于这些原因引起的闭经，单一的按摩是无法根治的，必须查清出现闭经的原因，采取针对性治疗，方能治愈疾病。

月经若过量，艾灸大脚趾

袁老师今年 28 岁，是一所重点中学的老师。袁老师非常敬业，前年结的婚，去年怀孕，年底孩子出生，她只休了 4 个月的产假就提前上班了。袁女士与丈夫都是独生子女，按照国家政策可以再生一个孩子，但她觉得自己应该以工作为主，准备重新回到讲台之上。于是便与老公商量，在孩子出生 6 个月之后就到医院放置了避孕环。没有想到上环 1 个月就会有这样的情况。经期还算比较准时，量却增加了，呈暗红色，有时候血量非常大，非常吓人。经期也延长了很多，甚至已经达到了两周。月经量过大导致了她头晕、疲乏，极为影响她的工作、生活。为了治疗经期量大，她吃了不少药，但是几乎不起作用。她并不担心月经量多，而是担心这样影响自己的工作。因此她希望找到一个永久治愈的办法，甚至想过去掉避孕环。

可是又担心取下环怀孕。后来在别人的推荐下，袁老师找我看病。

我检查了她的病历，中药、西药确实用了不少，这该如何是好呢？袁老师因为工作非常忙，所以给她推荐一个艾灸方法，具体方法是：取出艾条点燃，对准大脚趾末节的内侧，距趾甲角 0.1 寸的隐白穴处施治，艾灸时间以 15 分钟为好。每天至少艾灸一次，一周为一个疗程。

通过艾灸隐白穴治疗月经量多在《扁鹊神应针灸玉龙经》中就记载："隐白穴……月经不止，血崩"。在《神应经》之中记载道："月事不止，刺之立愈"。《医学纲目》亦说："妇人下血不止，取隐白五分灸之"。《保命集》中指出"崩漏症宜灸隐白"。从中医的角度来看，月经过多、淋漓不尽主要是因为冲任不固、脏腑功能失调而引起的，治疗的方案应该以健脾、补肝、益肾为主，调理冲任二脉，其中最关键的就是健脾。脾为生化之源，统领诸经之血。如脾虚不能摄血，失其所统血不循经，则错经妄行，就容易出现女性月经量大、淋漓不止。隐白属是太阴脾经之井穴，能够起到通血健脾、益气补中的作用。所以通过针灸隐白穴能够起到治疗血崩的作用。

根据现代医学表明，艾灸隐白穴对于多种原因引起的月经量多、淋漓不尽，都有很好的缓解作用。虽然还没有研究出其中的道理，但疗效却是非常的明显。

袁老师掌握这个方法之后，非常高兴地做起了艾灸。一个月后到我这里复诊，此次月事一来，她就按照我艾灸的方法，连灸了 3 天，月经量果然减少了很多；又灸了 4 天，月经就停止了。既然有效，我便让她每次都使用。袁老师按照我说的方法，又继续灸了两个月，月经完全恢复了正常。她高兴地告诉我，现在可以专心地上课了。

冰片巧治阴道炎

我曾经接诊过一位老年女性患者，经常感觉手脚发麻，长期治疗也无效。后来我帮助她重获健康，所以对我非常信服。有一天，这位老人家又来了，她告诉我最近患上了阴道炎，外阴和阴道如同被火灼烧一样，又热又痒，让她忍不住去抓。以前她也曾经有过类似的经历，都是到药店购买外阴洗液冲洗，冲几天就自然康复了，但是这次已经连续洗了好几天，却毫无效果，于是便找到我。

我对她讲，可能是因为经常使用，所以细菌有了耐药性，她应该选择其他药物进行治疗。我这里就有一个不错的方子，价钱非常便宜，操作简单：取冰片 3 ～ 5 克，用无菌纱布包裹，放入阴道，放置的时间以 6 小时为宜，每天 1 次，一周为一个疗程。

老人家非常不解，疑惑地问，这冰片会变成水，怎么能用呢？我解释说，她曲解了我的意思。冰片又名“片脑”，是从龙脑香的树脂和挥发油中提取的结晶。冰片的颜色接近于灰白色或淡棕色，味清凉，气清香，形状呈梅花状，半透明，所以也被称为“梅片”。冰片这味药在医书上早有记载，被认为是“开窍辟邪之药”，味道非常芳香。“香之气能辟一切邪恶，辛烈之性能散一切风热”，也就是冰片能够起到非常强大的抗菌消炎作用。老人家听完之后，恍然大悟，还说自己曾经听说过这味药，刚才匆忙之间忘记了。她说，一定会按照我说的方法进行治疗。3 天之后她对我说，她尝试了这个方法，感觉舒服多了，才用了两三次，下阴的症状就有了很大的改善！

冰片为什么能够对内外阴瘙痒起到治疗作用？阴道炎、外阴瘙痒这些病症都是由细菌、真菌或病毒引起的，而冰片微寒、辛苦、性凉，主要功效就是解毒清热。经过研究表明，冰片有抑制绿色链球菌、金黄色葡萄球菌、肺炎双球菌等细菌滋生的作用。在电子显微镜下研究，更可发现在显微镜的作用下，真菌细胞在慢慢地变形，最后死亡溶解。此外，经过研究发现，冰片能够对病毒的增殖起到抑制作用，可以用于抗病毒。此外，研究发现冰片能够起到消炎、消肿、镇痛之效。

盆底肌肉锻炼，盆腔炎消失不见

黄女士年近 30 岁了，因为慢性盆腔炎症到医院治疗。但是因为该病治愈非常缓慢，所以她希望我能提供一些辅助治疗的方法。经过再三思考，我推荐她做“缩阴提肛功”。她从来没有听说过这个方法，所以我解释给她听。

“缩阴提肛功”其实是一种最直观的叫法，在医学上被称为“盆底肌肉锻炼”。这个名字可能让人摸不着头脑，做起来却是非常的简单：躺在床上，放松全身，有意识地收缩阴道与肛门部位的肌肉。收缩阴道的动作，与小便的时候突然伸缩阴道非常相似，而且在做这个动作的时候应该有意识地收缩肛门。每次同时收缩阴道、肛门，时间保持在3秒钟左右，然后放松3秒钟，再继续，连续进行15分钟。每天1次，需要坚持一个月。

刚开始进行锻炼的时候，可能只能保持3秒钟，若是经常练习以后，以连续进行10秒为宜。另外，在进行锻炼的时候，一般人较为容易犯的错误就是将屁股、大腿部位的肌肉收缩，阴道、肛门处的肌肉却没有变化，但是只要稍微注意一下，就能够克服这些。

那么，做这个动作为什么会起到治疗慢性盆腔炎的作用呢？一般来说，盆腔炎患者的盆腔内部之中都会出现增厚、粘连的炎症组织，从而造成局部血液循环不畅。吃药治疗的话，药物很难进入到血液循环的炎症部位，导致治疗效果不明显。在中医角度讲，该病的主因为瘀血阻络，在治疗上面应该强调活血化瘀。因此，治疗慢性盆腔炎的药物，如桃红四物汤、失笑散、桂枝茯苓丸、生化汤、少腹逐瘀汤等，都是具有活血化瘀的药物。

“缩阴提肛功”则是通过运动而起到活血化瘀的作用。对盆底的肌肉进行肌肉，不断对肌肉进行收缩、锻炼，能够有效地促进盆腔内部的血液循环。有人进行研究，给一组患者长期用药，另一组患者在吃药的情况下也要加强盆底肌肉锻炼。采用同样的治疗时间，加强盆底肌肉锻炼的患者的治疗有效率可高达20%。其中的道理非常简单，通过盆底肌肉锻炼，能够更好地使药物发挥局部的疗效。锻炼所起到的作用就是促进血液循环，令人体内更多的免疫细胞进入盆腔，极大限度发挥出抗菌消炎的潜力。所以，只要坚持练习缩阴和提肛，对于慢性盆腔炎的治疗会有很好的效果。

黄女士回去以后，按照我的嘱咐，每天坚持练习缩阴提肛功。一个月以后，她再回来复查，基本上康复了。

花椒洗澡，下身瘙痒去无踪

去年与妻子旅游，她的妹妹非要凑热闹，所以顺便带着她一起去了。这个小姑娘可是不一般，是个“精灵鬼”，不但聪明，而且好动。我们到了地方随处散散步，而她却活蹦乱跳的，乐此不疲。但是她的习惯与平常的女孩子不同，因为女孩子应该是每天都会洗头发，而她一礼拜才洗一次。在北方还可以，但是南方的天气非常炎热，加之她活泼好动，所以她的头发搞得油乎乎的。我好心地提醒她注意一下个人卫生，小姑娘一笑置之，我这个当姐夫也不能说什么。

小姑娘不久就出了状况。她与我妻子偷偷地说，她这两天感觉下身非常痒，白带也多了，总觉得有异味。小姑娘还从来没有遇到过这种情形，也不好意思直接说。妻子就将她的情况告诉了我，让我想个办法。我想了想，去超市买一些花椒就行，今天晚上用花椒给她洗个澡，很快就没事了。妻子按照我说的，在宾馆附近的超市买了一些花椒。到了晚上，妻子将花椒放置到浴盆中，然后将开水倒进去。水不要太多，主要是将花椒中的成分泡出来。等水温变凉以后，妻子就让小姑娘用花椒水擦洗。小姑娘非常认真地清洗了一个小时。睡觉前半个小时，妻子又将花椒放到浴缸之中，让她在里面坐浴半个小时。当天晚上瘙痒的感觉就消失了，持续沐浴两天就完全康复了。

外阴瘙痒和白带异常，这是女性常见疾病，特别是在夏天多发。南方夏季温度较高，空气当中的水分大，女孩子若是穿着紧身衣或过度运动，下身就处于高湿、高温的环境，这样的环境最容易滋生细菌、真菌、病毒。所以在南方，只要有条件，女孩子每天都会洗澡，有的人甚至一天冲洗多次。妻子的妹妹没有听从我的忠告，在南方仍旧保持北方的习惯，不爱洗澡，不经常更换贴身衣物，出现白带异常、外阴瘙痒的情况非常正常。采用花椒水治疗疾病，主要原因在于花椒能够起到非常好的杀菌、止痒、消炎的作用。根据医学实验证明，花椒对 6 种以上的细菌、11 种以上的真菌都能起到极佳的抑制、杀灭作用。临床医学研究表明，妇女的下阴瘙痒症状多数由滴虫引起，花椒煎水中的有效成分不高于 5%，但是就能起到这样明显的抗虫效果，与西医经常以抗虫的“甲硝唑”相比，两者的功效相差无几。而且，花椒内所含的“花椒生物碱”还能起到减轻瘙痒、抑制炎症的作用。花椒不仅可以祛除外邪，又能消炎止痒，对于下身瘙痒的症状自然非常有效。

花椒不仅能够治疗下身瘙痒，对于治疗皮肤瘙痒也有不错的效果。小孩子夏季比较容易起痱子，可以煮一些花椒水，用纱布或手绢蘸水擦洗患处，一般只需要擦洗 2 ～ 3 次即可治愈。此外，到秋季时极容易出现皮肤瘙痒，并且越洗越痒，用花椒水清洗瘙痒部位也可以起到非常的止痒作用。还有，荨麻疹的主要原因为皮肤过敏或皮肤下炎症，花椒之中所含成分能够很好地抑制炎症，在一定程度上能对抗皮肤过敏，也有不错的疗效。而像比较容易出现的脚气，花椒水也能取得同样的效果。总之，不要小看花椒，不仅可以调味，也是皮肤上的一剂良药。

苹果配红酒，痛经能缓解

朱女士今年 27 岁了，去年结婚，她的身体状况很好，就是长期被痛经所困扰。她到妇科医院检查，诊断结果表明并无器质性病变，所以很快将妇科炎症和子宫内膜异位症等妇科疾病排除，于是被确诊为原发性痛经。每次月事来的时候，她的小腹就会感觉非常疼痛，最严重的时候感觉真是痛苦不堪。她曾经服用一些缓解痛经的药物，最后发现只有服用避孕药才有效。我们在前面曾经提到过，服用避孕药虽然有效，但是却容易造成女性的内分泌失调以及心理阴影。

在进行诊断的时候，我观察到，她的舌头暗红而且有瘀点、舌苔薄白。我用手轻轻按压其腹部，她面露难色地向后躲，显然这样的按压会让她感觉到疼痛。

经过仔细地诊断以后，我给她提供了一个方法：苹果配红酒。主要方法是：先准备两个苹果（不要太小），将皮削去，并且将苹果削成月牙状；将已经切好的苹果放入锅中，倒入红酒（覆盖住苹果就可以了），用文火慢炖20分钟，然后让苹果在红酒中浸泡2个小时，随后食用。喜爱甜食者可放入蜂蜜、白糖。我嘱咐她在月事来临前服用，两日一次。

中医理论认为，痛经的原因是气血不畅。气血失调、阴阳失衡、脏腑功能从而出现淤阻，子宫经血流通受到阻碍，引起疼痛，即中医提到的“不通则痛”，或者“不荣而痛”。从现代医学角度来看，痛经与身体内的前列腺素有很大关系。在月事来临的前两天，子宫内膜的前列腺素的量最多，这样导致了子宫血管收缩、缺血缺氧，然后出现了小腹疼痛的症状。这与中医的气血有区别。

红酒炖苹果是一种食疗方法，红酒的作用就是化瘀活血，非常适用于痛经。众所周知，苹果之中含有非常丰富的维生素，而其中的维生素B6能够对痛经有缓解作用。这两个作用加起来，苹果炖红酒自然能够治愈痛经。苹果配红酒的口感非常好，患者若是坚持服用，这对中度的疼痛具有极佳的治疗作用。

除此之外，我还交给朱女士一套运动腹部的方法，具体做法是：在月经来临的前3天，取仰卧位，全身放松，用手掌心按揉神阙穴（就是肚脐），以腕关节的力量带动指关节运动，产生非常柔和的震动感作用于腹部，震颤的频率要适当大一些。每次运动20分钟，每日一次。

关于这套按揉方法，在《素问·举痛论》中记载：“血不得散，小络急引，故痛。按之则血气散，故按之痛止”。所以，在腹部穴位进行高频率按摩，能够起到通血脉、顺气的作用，对于痛经有缓解作用。

我还对朱女士说，如果没有时间做这个动作，可以在来月经前

3 天，每天在肚脐与小腹处拔几个火罐，也能取得同样的效果。

朱女士听了我的建议，坚持服用苹果配红酒，并且按揉腹部，当月事来临时，疼痛症状明显减轻。之后，她坚持使用，痛经症状基本消失，脸色也越来越红润，因为红酒炖苹果还能起到美容的效果。

白带异常、外阴瘙痒，就用这些中草药

我记得毕业实习的时候，与一位经验丰富的老中医在同一科室。与他相处期间，学到了不少简单有效的方子。其中一个药方我记得非常清楚，凡是遇到女性白带异常、外阴瘙痒，老先生都会用这个方法进行治疗，偶尔会根据病人的病情稍做加减。我细心观察，发现凡是采用过这个方法的患者，90% 以上都是可以治愈的。

一般医院在妇科治疗外阴瘙痒、白带异常之类疾病的时候，首先都会进行妇检，取一些分泌物化验，以确诊病因，才能对症下药。比如是真菌引起的就使用抗真菌药物，滴虫感染就采用杀虫药物。但是这位老先生从来不用这样的程序，事实上，他不太了解滴虫和真菌的含义。他认为，这些都是“外邪”，只要对症用药全能杀光！后来，我在替别人诊病时也经常用到这个方法，效果也颇佳。后来我通过不断的学习，我才知道这位老先生的高明所在。

外阴瘙痒、白带异常，这是妇科比较常见的症状，产生疾病的原因有两种，其实质却是外邪入侵。至于身上有哪些外邪，现代医学已经研究得非常透彻了，主要常见的是真菌、细菌、滴虫、病毒这四大类病原体。老先生所用的方子，对这些病菌、细菌均有杀灭作用。比如要杀死滴虫，蛇床子就能够起到这样的作用，这个要能够对阴道毛滴虫彻底杀灭，若是只用这一种药材，只要有足够的浓度，半个小时就能够杀死全部滴虫。要杀真菌的话，最好的选择就是苦参，尤其对于妇科较为常见的真菌白色念珠菌，效果最为明显。

大黄不仅可以杀灭病毒，对细菌、真菌都能起到杀菌作用，这主要归功于大黄中的大黄素。地肤子不仅能够杀灭细菌，也能够杀灭真菌；薄荷不仅能够消除病菌，同时也能抑制真菌。这个方子中的药都是杀菌、抗病毒、杀虫的首选。

对于外邪来说，上面方子里的药材都能起到杀灭作用，将几味药材配合使用，要强于单一的一味药，而且药材之间相互促进，共同祛病。还有，加入一些薄荷，不仅可以将细菌杀灭，还能让身上感到阵阵的清凉。

主要是因为方子中已经囊括了对外阴瘙痒、白带异常等多重疾病的治疗作用，老先生才会有这样的自信。在他眼里，这样的疾病并不需要烦琐的检查，只要是因为外邪侵袭，这个偏方完全可以“独当一面”。

缓解妊娠呕吐，那就吃点姜

我给一个小伙子看病的时候，他向我请教一个问题，说他的妻子怀孕反应很大，总是反胃、呕吐，问我有什么良方。我告诉他，让她平常时多嚼一些生姜。

生姜是一种止咳的良药，对于怀孕妊娠呕吐有良好的缓解作用。将生姜切成片放入口中，让姜汁慢慢渗入口腔中；或者像是嚼口香糖一样嚼生姜片，并且将姜渣咽了；若是家里有榨汁机可用生姜榨汁，装入瓶子里，每次想要呕吐时，只要喝一小口就行了，先含在口里，然后缓缓吞下。

生姜对于呕吐的功效，从古至今都被人推崇，甚至将生姜作为止呕的圣药。生姜止呕的原因，能够有效地抑制肠胃运动、松弛胃肠道的肌肉，这样就能缓解恶心、反胃的作用。

曾经有两位外国专家做过一个实验，对有呕吐症状的孕妇进行研究，孕妇被分成甲、乙两组，甲组每日服用 1 克生姜，乙组则服用 1 克的安慰剂 (起到心理安慰作用，并无疗效)，试验期为 4 天，跟踪的试验期为 7 天。结果显示，87.5% 服用生姜的孕妇恶心、呕吐得以改善，吃安慰剂的孕妇只有 28.5%。

这个试验充分证明了生姜对于妊娠引起的呕吐有良好的治疗作

用。不过，服用生姜只能起到缓解作用，而并非根治。妊娠呕吐是因为怀孕引起的反应，体内的性激素水平迅速升高，人体无法适应所导致。

幸好，对于大多数的怀孕女性，恶心、呕吐症状只发生在孕期早期，等怀孕过完一两个月，呕吐也随之消失了。

生姜的主要作用就是让孕妇平稳地度过这一个多月，最大限度地将恶心、呕吐症状降到最低。

解决乳头皲裂的烦恼，只要几个鸡蛋

怀孕对于女性来说可能是一件既幸福又痛苦的事情，怀胎十月极为辛苦，孩子诞生之后，又是不停地哭啼、吵闹，要是自己的身体出现异常，那就更让人极为痛苦。刚刚步入妈妈行列的葛女士就有这样的烦恼。

3 个星期以前，葛女士的乳头有些微红，接着有些开裂，又被文胸摩擦得很疼，感觉极不自在。尤其是为孩子喂奶的时候，那种难以形容的疼痛感，让她苦不堪言。

葛女士打电话向我咨询，问是不是因为孩子吮奶的时候过于用力，将奶头咬破。我对葛女士讲，乳头皲裂，是妇女产后比较常见的疾病。此时婴儿并没有牙齿，根本不可能咬破皮肤和肌肉。很多在哺乳期的妇女都曾经遇到这样的情况，大多是因为她们的乳头比较细嫩，哺乳时乳头被孩子长时间含在嘴里，比如，有时宝宝已经睡着，妈妈任由孩子含着乳头，时间一长，乳头上皮被浸软，非常容易剥落，极容易引起乳头皲裂。

医学界认为，新生婴儿每次吃母乳不能多于 8 次，否则就容易造成乳头皲裂。另外，每次给婴儿喂奶的时候，最好不要超过半个小时，因为在这种情况下，婴儿吸吮 5 分钟后，乳房当中的乳汁就已经损失了一多半。

关于这种情况，有一个不错的方法：蛋黄油。取鸡蛋 3 个，煮熟以后剥下外壳，将蛋黄取出放入锅中，加热翻炒，让蛋黄逐渐变得焦黑，直到发现蛋黄油。将蛋黄油涂抹在乳头上，一日 3 次（根据情况而定），正常情况下，不超过一周即可康复。

蛋黄油这个方子非常古老，大约在北周时期的《集验方》中就曾讲过这个方法，即“治汤火烧疮方”。在《本草纲目》中载有：“鸡子黄气味甘温，俱厚，阴中之阴，故能补形，补阴血，解热毒，炒取油治疮验”。蛋黄当中具有丰富的营养物质，富含磷脂、蛋白质、维生素等，翻炒成油，涂在乳头表面，营养很快被乳头皲裂处吸收，并形成一层保护膜，能够预防乳头感染，并且能够帮助乳头迅速长好。这个办法不仅能够治乳头的小皲裂，而且能够修复手术后的伤口。

葛女士按照我的嘱咐使用了 4 天，果不其然，她的状况逐渐好转，皲裂的皮肤开始愈合。

乳头皲裂的实质就是皮肤受损，与我们的皮肤刮擦、皮肤受伤没什么区别。但若是普通的皮肤受损，我们能够采用碘酒、紫药水、莫匹罗星进行治疗，但是乳头是非常敏感的位置，并且婴儿还要吃奶，不可能在这个地方抹药。况且紫药水等药物，只能够起到杀菌消毒的作用，不能为乳头提供营养，帮助皲裂的乳头愈合。蛋黄油就不同了，安全且效果明显，能给乳头提供营养成分，即使被婴儿吮吸也没有问题。

除了这个方法以外，要预防乳头皲裂，即将做妈妈的朋友要注意：一天之内不可以哺乳次数太多，千万不可以让孩子含着乳头睡觉；喂奶时，不能让孩子只吮吸着乳头，要让婴儿将大部分乳晕含在嘴里。只要是注意这几点，一般都不会出现乳头皲裂的情况。

芍药甘草汤，不孕别恐慌

欧阳女士今年已经35岁了，一直想要个孩子，一直未果。家里非常着急，所以四处寻医问药，但是一点起色也没有。这让她非常头疼，生活也感觉无味。

欧阳女士的丈夫是一家公司的经理，非常希望能够当上爸爸，但是妻子一直没有怀孕，所以夫妻感情非常不和睦。两人隔三岔五就会吵一架，这让她痛苦不堪。我对其症状进行检查后，得出的结果是由高催乳素血症导致的不孕。这让欧阳女士非常的不解，她并不知道这是什么病，非常紧张，担心自己会终身不孕。

我马上向她解释，高催乳素血症是由多种原因引起的。就是当血清之中的催乳素 (PRL) 含量高于 1 000m 国际单位 / 升时，极容易造成女性内分泌紊乱，出现月经过少或是闭经、溢乳、无排卵，甚至是不孕症。高催乳素偏高所引起的不孕并不少见。调查显示，大概有 15.2% 的不孕妇女都是因为高催乳素偏高所引起的。欧阳女士的表情依然非常紧张，问我有什么方法可以治疗。我告诉她找出不孕的原因就容易多了，对症下药，就不是问题。欧阳女士担心采用西药造成很大的副作用，所以坚持要进行中药调理。我想到了一个方子——芍药甘草汤，白芍、炙甘草打成粉末备用，每日取白芍 35 克、炙甘草 10 克，以温水分 2 次送服，3 个月为一疗程。

芍药甘草汤的方子来源于东汉张仲景的《伤寒论》，这个方子当中起主要作用的是白芍药。根据研究发现，芍药之中的芍药甙能够作用于垂体，调节内分泌，从而有效降低催乳素水平，从而起到治疗不孕症的效果。当然，这些都是经过大量实验证明得出的结论，古人虽然没有什么高科技手段，但是多年的临床实践，总结出了这个方子。

白芍药虽然有这样的功效，但是在生产以后不可继续服用。元代著名医家朱丹溪于《丹溪心法 · 卷五》中明确提出，产后切不可使用白芍药。清代陈士铎在其编著的《本草新编》中记载了白芍药的多种用法，并且在书中设立一个章节专门提到产后禁用 :“断不可轻用，即遇必用芍药之病，止可少加数分而已”。为什么产后不能使用呢？非常的简单，因为产后，妈妈体内的催乳素会快速催发出大量的乳汁，以丰富奶水。白芍药的作用就是降低催乳素的含量，使奶水变少甚至回奶。所以，产后妇女就不能再用催乳素了。

欧阳女士拿着我的方子高兴地抓药去了。3 个月以后，她给我打来电话，激动地说怀孕了，除掉了她心中的一块心病，夫妻感情也和睦了。

要注意，芍药甘草汤只能应对因为高催乳素血症引起的不孕。造成不孕症的原因有很多，只有对症下药，才能达到良好的效果，不可能“一方治百病”。

chapter 6

| 第六章 |

瘦身塑形小偏方，还你健康与漂亮

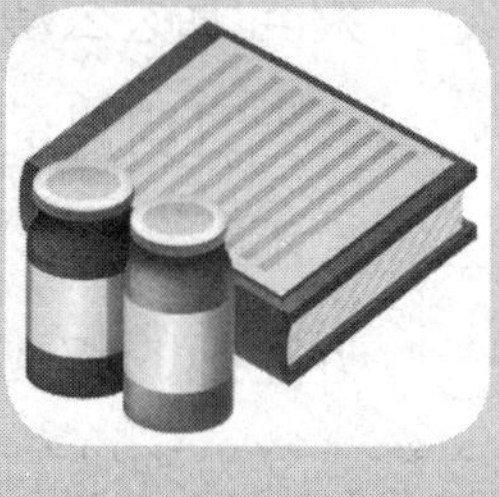

山药黄芪焖猪蹄，胸部丰满万人迷

有很多女性身材瘦弱，胸部平平，虽然如今的社会追求骨感美，可如果胸部太过平坦，想必也会惆怅一番。

一天，一个 20 几岁的年轻女性来到我这儿。她身材窈窕，甚至有些骨干，锁骨凸显，但是和多数瘦弱的女性一样，胸部平坦。原来，她到我这儿也正是为了“平胸”之事。

我问她这么瘦是不是节食减肥所致，她却说从来没有忌口或节食过，但是自己的肠胃不太好，经常腹泻，不过也有好处，就是怎么吃都不胖。

听完她的叙述，我为她把了脉，发现她的脉象细沉，量过血压之后，又发现她的血压偏低。

从中医的角度讲，这位女性所表现出来的是明显的气血虚弱，应当从根本上解决问题，也就是从治疗脾虚入手。

脾主人体运化功能，负责将水谷精微运送到身体各处，脾虚的患者通常很能吃，但是却因为吸收功能差而不能被人体利用，多数营养物质直接被排出体外而浪费掉了，缺乏足够的营养，胸部、身体自然会显得干瘪，丰满不起来。

这位女士胸部平坦明显是营养不良所致，所以我并没有给她开中药方剂，而是为她选择了一个行之有效的食疗方剂——山药黄芪焖猪蹄。具体做法如下：取黄豆 50 克、猪蹄 2 只、山药 30 克、黄芪 30 克、花生 100 克、红枣 15 颗。先将黄豆放到温水中浸泡，然后将猪蹄切成小段状，放在锅中煮半个小时左右，去除上面的浮沫，然后将黄豆、山药、黄芪、花生、红枣放入锅中，加入适量葱、姜等调味料，先开小火煲，直到猪蹄酥烂即可，一个星期服用 2 ～ 3 次即可。

此方剂中，山药可以抑制胃肠过度运动，让食物尽可能多在胃中停留一会儿，以充分吸收其中的营养物质，还可以明显提升小肠吸收功能；黄芪能够保护肠道黏膜，并修复其损伤，同样能够增强其吸收功效。而黄豆中富含蛋白质和大豆异黄酮，有类似雌激素的功效，所以经常吃黄豆不但能够补充蛋白质，还能够刺激乳房生长。女性想要让自己的乳房和身体变得丰满，脂肪组织一定要充实，猪蹄、花生、黄豆是富含油脂的食物，在山药和黄芪的辅助作用下，就能够为人体补充足量的脂肪。方剂之中的红枣想必不多说大家也都明白，其补血滋补的功效是非常强的，将上述营养价值丰富的食材结合在一起，长期服用，对身体是大有好处的。

这位女士回家之后，按照我教给她的方法每周试用此方，坚持两个月就有了成效。半年之后，身材和胸部都丰满起来，整个人看上去风韵十足。

胸部下垂不坚挺，三大方法来矫正

很多女性生过孩子之后，由于哺乳的过程而使乳房变得下垂、不坚挺。如果不穿矫正型内衣，胸部就会塌下来，严重影响整体形象。

我的一个朋友刚刚生过孩子，本来身材很好，胸部坚挺，但是再见她的时候，已经愁云满面，她跟我说："你看看我现在，生过孩子之后胸部严重下垂，还未到30岁，已经快成大妈了！"

我安慰她说："我教你几个简单的方法就能让你的胸部再次坚挺，但是你一定要能坚持下来。"她急忙点了点头，问我是什么好方法。我给她推荐了三种方法，坚持不懈就能使胸部再次挺拔。

1. 举矿泉水法

平躺在床上，将双臂伸直，双手各拿着一瓶装满水的矿泉水瓶，慢慢地将其举到胸前，坚持5秒后慢慢放下，休息2分钟后重新举起。开始的时候可以每天做10下，之后逐渐增加，每天至少做50次。

2. 单杠运动

每天拉几次单杠，最初的时候次数不限，可以逐渐增加，慢慢地增至10次以上，具体次数依个人力量而定。如果没有单杠，也可以在家中的门梁上做，但是拉之前一定要确定门梁的坚实度，防止发生意外。

3. 俯卧撑

身体平俯在床上，双手撑起身体做俯卧撑，注意身体不能接触床，最开始的时候可以先尽全力做几下，慢慢增加至 10 次，依据个人身体状况而定。

很明显，我这个朋友乳房下垂的原因就是哺乳期间，乳腺分泌达到了高峰，分泌大量乳汁，使得乳房迅速增大、变形，支撑乳房的弹性组织在长时间的拉伸下伸长，乳房松弛。如果哺乳期过后乳房弹性恢复得不好，乳房就会下垂，而上面介绍的这几种方法都能够锻炼胸部肌肉，矫正胸形。

锻炼的过程中还可以配合胸部按摩，具体按摩方法：将手掌放到乳房底部，包裹住乳房，之后顺时针按摩乳房 1 分钟左右，然后逆时针按摩乳房 1 分钟，每天最少按摩 1 次。

这个锻炼的过程非常重要，食疗、按摩只能起到辅助作用，但是要注意，锻炼是个长久过程，并非一朝一夕的事情。我这个朋友也是锻炼了几个月之后，胸部才与之前的坚挺程度相似。由此可见，坚持不懈才是塑形的真理。

决明子代茶饮，简简单单能瘦身

导致肥胖的原因很多，尤其是现在，大街小巷随处可见“大胖子”“小胖子”。有时候我们甚至会惊讶，怎么满大街都是挺着大肚的人啊？

对于现代人的“畸形肥胖”，最好的解释就是饮食过多、运动过少、坐着的时间过长。饭前就一直坐在电脑、电视旁边，饭后仍旧舍不得离开椅子，怎么可能不挺个大肚子呢？

可是运动对于现代人来说难上加难。每天在办公室坐 8 个小时，下班之后路还没走三步就已经大喘气了，坚持走下去对于绝大多数的人来说都是难事。通过调节饮食来减肥呢？可是每天公司三聚两聚，怎么调节啊？面对美食、美酒的诱惑，尤其对于男性朋友来说，更是难以抵御。那么有没有可以既不强迫自己锻炼身体，又不用太过刻意地远离应酬的简单减肥方法呢？

有，决明子茶。取决明子 20 克、大枣 3 枚，然后一同放入干净的容器中，倒入适量温开水，两个小时后即可饮用。也可以将炒熟的决明子加大枣服用。

决明子又叫“草决明”，味甘微咸，性微寒，入肝肾二经，具有泻肝火、明目之功，同时能够益肾阴、利尿、润肠、通便。

现代研究表明，决明子中含有多种有效成分，如大黄粉、大黄素、芦荟大黄素、决明素、决明松、维生素 A 等，能够抑制葡萄球菌、伤寒杆菌、结核杆菌的繁殖，对于头晕、头痛、腰背酸痛、尿少、便秘等均有一定的疗效，对于肥胖、高血压、高血脂等病症疗效显著。

炒熟的决明子可以代替茶水来饮用，味道香浓，炮制方便，配上大枣可以说味道香甜甘美。

很多老年肥胖患者饮用此茶不但改善了肥胖，就连缠身多年的慢性疾病也得到了改善，如听力下降、视力下降、血清胆固醇升高、高血压、脂肪肝、冠心病等，提高了老年人的生活质量。

年轻人饮用此茶，能够在很大程度上改善自己的形象，防止年纪轻轻就背上了“大象腿”“大肚婆”“将军肚”等词语，同时能够预防脂肪肝、高血压、高血脂等疾病的发生。

当然了，最好还要配合适量的运动，可以不刻意地跑步、晨练、晚练，但是不能一天到晚坐在电视、电脑旁动也不动，眼睛感到疲惫的时候，站起身向窗外眺望，不时地扭动腰肢。也可以疲乏的时候在办公桌下面伸伸腿脚，或者伸个大大的懒腰，放松自己。

每天上班的时候，可以先爬几层楼梯，然后再坐电梯；回家的时候，如果路程较近，尽量不要坐公交或者开车，应当步行或骑自行车，都是非常不错的锻炼方法。

现代人的锻炼机会和时间本来就比较少，如果我们不充分利用，身体就更加虚弱，肥胖也就更难避免了。

清宫三花茶、抑食汤，减肥又长寿

“瘦身能够长寿”，这句话并不是完全无据可依的。现代研究证明，高血压、糖尿病、心脏病、脂肪肝等慢性疾病的发生都与肥胖有着一定的关系。而且，患有此类慢性疾病的患者寿命也都不会太长，即使活过八九十岁，也是非常痛苦的一生，时常受疾病的折磨。所以，从减肥入手，防治各种慢性疾病，同时达到健康长寿的目的。

取玫瑰花 1 克、茉莉花 3 克、玳瑁花 5 克、川芎 15 克、荷叶 3

克、通草1克、郁李仁15克、火麻仁15克、玉竹12克、三七参12克，将这些中药混合之后研成细末状，备用。每次取2克，用开水冲服即可。

清宫三花茶出自清宫医案，是清朝御医为光绪帝所开方剂，很多文武大臣也都饮用该方剂，具有宽胸利气、化痰祛痰、润肠通便、抑制食欲、利水消肿、降脂提神之功，长期服用也不会对身体产生毒副作用。

少吃能够减肥，也能够长寿。肥胖者想要有效减肥，节食是最佳的方法。有“长寿天子”之称的乾隆皇帝曾经说过：“节饮食，慎起居，实却病之良方”。中医认为：“饮食自倍，肠胃乃伤”。由此可见，饮食无规律、饮食过多对身体的损害是比较大的，试问，产生精微物质的肠胃都被损害了，长寿从何而来？

节食不仅仅是为了减肥，更是为了健康长寿。做到节食并不是件容易的事情，因为没有几个人能够抵御美食的诱惑，尤其对于现代人来说，美食琳琅满目，任人挑选，在这种情况下，做到节食更是难上加难。

而清宫三花茶就能够控制我们的食欲，在不知不觉中减少食物的摄入量，当我们再面对食物的时候就不会失控，不会摄入过量的食物，进而达到减肥、长寿的目的。

谈到抑食，就不能不说抑食汤。取柴胡6克、玉片12克、郁金10克、枳实12克、莱菔子10克、白术15克、大黄3克、石膏40克。将这些药材煎汁后服用，每天服用1剂，一剂可以煎汁2次，两次所煎汁液一次服用，连续服用5剂，每隔半个月连续服用5剂，三个月为一疗程。

抑食汤具有减肥健身之功，对于性情急躁、便秘、消谷善饥、肥胖者来说是非常不错的汤饮，多食者可常饮。

食用此方后能够降低食欲，控制肥胖者不耐少食出现嘴馋的现象，服用过后善饥饿的现象能够得到改善。

此方剂能够降低人体内脂肪的合成，以及肠道对脂肪的吸收，同时加速葡萄糖利用，进而分解皮下脂肪，坚持服用的减肥效果显著，腰围明显下降，身上的赘肉明显减少。

两种减肥汤剂选一种即可，不用两种结合，以免产生毒副作用，选择一剂自己能接受的汤药或者是适合自己体质的就可以了。

饮用防己汤，消脂治虚胖

多数人出现的肥胖并不是真正意义上的肥胖，而是虚胖。虚胖是亚健康人群所变现出来的体态，为常见流行病症，而且上升空间非常大。随着人们生活质量的提升、生活压力的增大，虚胖的比例已经逐渐增高。

虚胖的主要表现为肌肉疏松、脂肪下垂，轻轻拍动会出现晃动感。通过药物减肥能够成功的减肥案例大都为虚胖，不过这类肥胖减下之后反弹的可能性也非常大。并且，减肥药大都会对身体产生毒副作用，比如，很多人吃过减肥药后都会出现恶心、腹泻等症，甚至会导致内分泌紊乱，因此很多人对减肥药还是心存畏惧的。那么有没有哪种药既能够有效减肥，又不会产生毒副作用呢？下面就为大家介绍一种治疗虚胖的中药汤剂：消脂防己汤。

取防己 15 克、黄芪 20 克、白术 20 克、甘草 6 克、生姜 3 片、大枣 3 枚，一同放入 500 毫升清水中浸泡，之后开文火煎煮半小时即可。每天服用 1 剂，连续服用 10 剂后休息 5 天，之后再服用 10 剂，这样反复进行 3 个月即为一个疗程。

这道方剂出自汉代张仲景的《金匮药略》，原名“防已黄芪汤”，由于该方剂具有减肥之功，因此后来改名为“消脂防己汤”。消脂防己汤具有健脾、利水、消肿等功效，非常适合于肌肉松软的虚证肥胖患者。

女性肥胖者，表现出皮肤白而无华的虚胖、身体沉重、非常慵懒、不爱运动、懒言少语，或者是出现关节疼痛、下肢浮肿等，验尿的时候尿液中没有蛋白质，腹部肥胖丰满、脂肪堆积厚重，使用消脂防己汤的效果非常显著，而且对身体没有毒副作用。

对于生育过后体重迅速飙升的女性来说是非常好的选择，能够打破“做得了妈妈，做不了窈窕女人”的预言，让女性朋友不再因虚胖而担心苦恼。

降脂汤，减肥降脂两不误

减肥的方法虽然很多，但是减肥的途径无非是两种：控制失误的纳入；增加食物的消耗，将体内的蛋白质、脂肪转化为可消耗产生能量的糖类，或是直接将脂肪排出体外，进而抑制脂肪吸收，或是将脂肪迅速分解，都能够进一步减肥。

下面要为大家介绍的减肥偏方——通腑排脂汤，就是在脂肪上“做文章”的减肥汤药。

取柴胡 6 克、枳实 15 克、大黄 6 克、黄芩 12 克、半夏 12 克，一同放入清水中浸泡，之后开小火煎汁，煎煮的过程中要放入 3 片姜片、3 枚大枣，趁着温热服用即可。

每天服用 1 剂，连续服用 10 天之后停 15 天再服用，每 45 天是一个疗程。这款汤药适合体力充沛的肥胖者，表现为体型肥胖、身材魁梧、腹壁肥厚、季肋饱满，这种肥胖患者为实胖者。

出现实胖主要因为食肥肉过量、运动少，再加上不能控制饮食，只能通过抑制脂肪吸收、排出脂肪等方式减肥，实证肥胖者都可以通过吃汤剂，在减肥的同时降脂。

既然提到了降脂，就不得不说一下降脂汤。我们都知道，肥胖和脂肪之间的关系非常密切，脂肪堆积越厚，人就越肥胖。调查显示，在肥胖患者中，有 60% 的人患有高脂血症。因此，想要减肥，降脂刻不容缓。

高脂血症为动脉粥样硬化性心脑血管发病的主要原因，这和缺血性心脏病发病率之间的关系非常密切，一旦此类病症没能及时治疗，就会引发动脉硬化、高血压症、胆囊病、心血管病等，后果非常严重，由此可见降脂的重要性。

取生首乌 30 克、决明子 20 克、泽泻 30 克、大黄 6 克、山楂 30 克、灵芝 15 克、蒲黄 10 克、丹参 20 克、三七粉 2 克、姜粉 15 克，一同放入 1 500 毫升凉水中浸泡一个小时左右，然后煎汁至 500 毫升即可。每天服用 1 剂，分两次服用，一个月为一个疗程，然后停药两个月，之后再继续服用一个疗程即可。

首乌味甘，性微温，具有润肠通便、消肿散结之功。首乌中富含卵磷脂，有助于脂肪转运。首乌中富含大黄素，能够促进肠道蠕动，抑制肠道对脂肪滴、胆固醇吸收，进而阻止脂肪在肝脏中沉积，促进血液中胆固醇、甘油三酯的分解。

决明子味甘，性微温，能够入肝肾，具有润肠通便之功，其中的大黄素成分降脂功效非常好。

泽泻味甘，入膀胱经，具有利水消肿之功。姜黄味甘，入肝肾，具有祛风利湿之功，能够增加胆汁形成、分泌，增加胆固醇的排泄力量，增加纤维蛋白溶解活性，抑制血栓形成。

大黄味苦性寒，能够入脾胃大肠经，具有攻击导滞、泻火凉血、逐瘀通经、利胆退黄之功。此外，还能够促进肠道蠕动、胆固醇排泄，降低胆固醇吸收、降脂。

山楂味酸甘、性微温，具有消食化积、活血化瘀之功，能够降低人体内胆固醇、甘油三酯、脂蛋白。

灵芝具有降脂、降胆固醇之功；丹参味苦、微寒，具有活血化瘀之功，能够除烦安神、降脂祛浊。

单纯性肥胖伴随高血脂的患者连续服用此汤药一段时间后，身体会产生轻快感，便秘患者的排便也会畅通，腰围能够迅速减小，浮肿、高血压等也能够得到缓解。在治疗慢性病的同时减肥，可谓是一举两得。

chapter 7

| 第七章 |

男科杂症小偏方，难言之隐不再慌

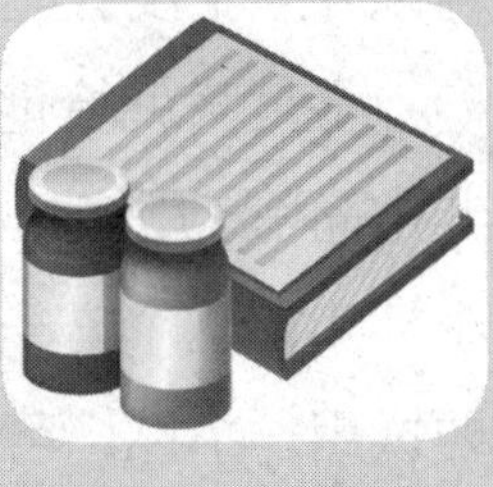

丹参红花酒，养生又壮阳

秦先生今年50多岁了，因为心绞痛前来就诊，根据医治心绞痛的原理，我便让他口服一段时间的阿司匹林，防止再次发作。患者在吃过一段时间药物以后，在报纸上见到长期服用阿司匹林会引起胃出血，吓得马上来找我，非得让我换个方法。我跟他解释，这种事情的概率非常小，如同打雷劈到人。但他还是非常疑惑，希望我可以开一个没有副作用的养生偏方。

于是我就给他推荐了一种药酒——丹参红花酒，这个方子操作非常简单：用红花15克、丹参60克，以一斤白酒浸泡，每日饮用2小杯。在这个方子中，红花、丹参都是活血化瘀的良药。每日只需要饮用一小杯，可以有效地预防冠心病。

那位患者按照方子去做，3个月以后，他再次进行咨询，并且非常神秘地问我这个方子是否还有壮阳的功能。患者小声地告诉我，他两年前就开始阳痿，不过并未重视，毕竟年纪已经不小了，只是在有需要的时候提前吃一点药。但是服用这个药酒以后，他竟然不服用药物也能很好地完成任务，所以才专程回来问我，是否真的有这个作用。

听他这样说来，我便明白了，他的阳痿是血管性的，所以服用丹参红花酒才有疗效。即使没有专业的医学知识，普通人也知道阴茎的勃起主要依靠血液流进阴茎的海绵体里，海绵体充血之后胀大。根据现代医学表明，约有一半的阳痿男性是因为阴茎血管病变引起的，由于血管狭窄，致使血液不能很快地流入阴茎之中。阳痿其实也是心血管疾病、脑血管疾病的一个预警信号，因为阳痿患者阴茎的微小血管已经出现了病变，致使血液不能迅速流动；再继续发展下去，就轮到心脏、大脑这些重要器官出现病变，血管狭窄不通，最终出现脑梗死、冠心病等心脑血管疾病。

血管狭窄，在中医之中称之为“血瘀”，而丹参红花酒的作用就是活血化瘀。不仅对冠心病有预防作用，而且有效地帮助心脏血管活血化瘀，久而久之，也将阴茎部位的血管活血化瘀了。我曾经利用丹参红花注射液治疗高血压患者，有 5 位患者主诉阳痿的症状也基本消失了。

其实，可能很多人不知道，治疗阳痿的“伟哥”最早也是治疗心脑血管疾病的药物。最开始的时候，“伟哥”作为治疗冠心病的药物进行研究，研究者原本的意思是有效地扩张心脏的动脉血管，凭此来治疗冠心病。这个药用在动物身上有效，就开始在人体上试验，为一些老年冠心病患者免费赠药，然后观察疗效。试验期长达 3 年，这个药并没有对冠心病起到作用，但让人意想不到的是，让原本患有阳痿的老年人重振雄风，于是研究者开始沿着这个方向研究出了“伟哥”。

当然，我并非是想夸耀丹参红花酒的功效，不过它不仅可以疏通阻塞的血管，又能对阳痿起到辅助治疗的作用，一举两得，值得男性朋友尝试一下。

早泄别灰心，做点保健操

一次张先生到我这里就诊，说自己以前房事的时间可坚持半小时，最近因为工作比较忙、压力比较大，就感觉有一些力不从心，每次都超不过10分钟。我劝慰他，10分钟虽然不是很长，但也算是正常，有一所大学曾经做过一个实验，在2 709人次中普查，性交持续不间断的时间，也就是5分钟左右。

到底坚持多长时间才不算是早泄，目前并没有一个统一的界定标准。有人曾经提出2分钟就完成射精，才算是早泄。而也有学者认为，按分钟计算并不合理，应该按照次数计算，抽动次数不足15次才算早泄。不过，这些并没有绝对的标准。

目前对于早泄的概念，主要是强调在本人意愿前有射精作为判断，像是张先生那样，他本人希望可以坚持在30分钟以上，而只持续了10分钟，也被称之为“早泄”。

在我们这个比较传统的国家，男人非常忌讳“早泄”这个词汇，让人心生自卑，认为自己不行，而且总是不断地进行心理暗示，致使男人的表现更加差。至于如何让张先生找回自信、重新回到过去的状态呢？倒是有一套很好的动作，可以帮助男人增长时间。

这个方法极为简单，并不需要别人的帮助。先取温度适中的冷水、热水各一盆，下半身裸露坐在凳子上，对阴茎进行如下的按摩。

（1）龟头摩擦：先将包皮上翻露出整个龟头，另外一只手蘸水不断淋在龟头上，并且以掌心对龟头进行反复摩擦。

（2）不断搓动：用手握住阴茎前端（不必将包皮翻开），上下进行搓动，尽量让龟头与包皮发生摩擦，另外一只手向龟头上淋水。

（3）对整条阴茎进行摩擦：两手的手心相互对称，夹住阴茎，从阴茎根部向龟头推进，并且不时将水淋在上面。

（4）对阴囊进行拉伸：一手将阴囊抓住一松一紧反复拉伸，并且用水浇在阴囊部位。

以上方法选择温水操作，对阴茎、阴囊按摩 5 分钟，然后用凉水按摩 3 分钟，每日一次，半个月为一个疗程。如果在按摩过程中有射精的感觉，那应该暂停操作，用手指将龟头紧扣，等待射精感觉消失，再继续进行。

这个按揉方法冷热刺激皆有，反差明显，所以可以克服人的敏感，在医学上称之为“降敏法”，或者是“脱敏法”。通过进行反复刺激，降低龟头的敏感性以射精的频率来调节性爱时间。在临床上，只有患者可以知晓早泄的真正的含义，坚持这个方法可以有效地延长性交的时间，效果明显。

我对张先生说，在药店出售的一些治疗早泄的外用药膏、药油，其实并非有多么神奇，就是将这些药油涂在阴茎上，主要的作用就是降低阴茎的敏感度、提高阴茎的感觉阈值。有一些治疗早泄的药物的主要成分就是麻醉药，就是以麻醉阴茎的方式延长时间。

张先生了解了这些，心中释怀了很多，表示回去晚上就进行。半个月以后见到他，问他现在的情况如何，他跷起大拇指，莞尔一笑。

杜仲炖猪腰，肾虚症状消

在我非常小的时候经常会看见老人家用杜仲熬汤饮用，那个时候我觉得很可笑，怎么会有人喜欢吃这种“树皮”，后来才知道，这种“树皮”原来是非常有用的中药材。

我们平常看见老人家熬煮的杜仲，其实就是杜仲科非常干燥的树皮，在经过特殊的炮制以后，就成为非常有效的中药了，是滋补肝肾的最佳选择。

我在成为医生以后，我行医过程之中也看到杜仲神奇的功效。周大爷今年六十多岁了，他的腰腿疼非常严重，而且已经患了3年时间，每隔一段时间疼痛就会发作。曾经尝试过多种治疗方法，虽然可以缓解疼痛，但是只能维持一个多月的时间，时间不长就复发了。

我给周大爷诊病期间，诊断出他的肾脏衰弱，而且腰疼感觉以酸软为主，浑身乏力，每当腰疼发作的时候，他总是会攥拳锤击腰部才感觉舒服。此外，他时常感觉腰膝酸软。

中医理论讲，腰为肾之府，所以腰疼病的发作与肾脏有很大关系。一般肾虚引起的腰痛，患者会反复疼痛，喜按揉痛位，并且感觉腰膝酸软。周大爷的症状就是属于肾虚腰酸的症状，于是我给他推荐了一个食疗的方法。具体方法：取杜仲 30 克，猪腰 1 个。将猪腰处理干净，与杜仲共同放置在一个碗中，加入调味料。将碗放入蒸锅之内将猪腰蒸熟，将杜仲去掉就可以了，只吃猪腰，一周吃一次，4 周为一个疗程。

在清理猪腰的时候，最好除去猪腰颜色较深的部位，把剩余部分切成条状，放入食盐、料酒、蒜姜末拌匀，5 分钟以后将渗出的血水清理干净，然后放入白糖搅拌均匀，5 分钟以后再用清水清理干净。这样做猪腰是为了去除猪腰中的膻味。

周大爷感觉这个方法非常简单，连续服用了 8 周，效果非常明显，腰痛症状基本消失。后来他时常使用这个方法，腰痛症状基本没有发作过。

我们经常说“以形补形”，猪腰的确能够起到补益肾脏的功能，但是在这个方子中，起到决定作用的应该是杜仲，猪腰作用是补益肾气。从中医的角度来看，中医讲的肾虚腰痛，特别是针对中老年人的肾虚腰疼，可能与西医中老年人的骨质疏松有很大的关系。现代研究证明，杜仲当中含有成骨细胞的活性物质，可以有效地预防骨质疏松症。

若是大家感觉这样蒸猪腰太麻烦，还有一个更为简便的方法：取杜仲 50 克、白酒 1 斤，将杜仲切成粉末，然后放入酒中浸泡，密封，浸泡一个星期以后便可以饮用。每日 2 次，每次只需喝上 1 小杯，4 周为一个疗程。

多喝山楂水，治疗慢性前列腺炎

小区的老王已经接近 50 岁了，患上慢性前列腺炎已经有 2 年了，经常会感觉到腹部疼痛，而且伴有尿急尿频的症状。他曾到多个医院就诊，打过消炎针，也服用了很多的消炎药。虽然每次可以完全消除症状，但是过不多久就会复发，让人头疼。

我开始建议老王采用针灸治疗，但是见到他的病历以后，诊断结果为非细菌性慢性前列腺炎，所以决定向他介绍一个方子。方法非常简单，每天拿出 2 两山楂泡水当茶饮用即可。

山楂当中有一种称为“槲皮素”的物质，主要作用为抗水肿、消炎、促进尿道平滑肌松弛等作用，对慢性前列腺炎有修复作用。国外的多家医学机构都曾对其治疗前列腺炎的作用进行实验，其中比较著名的一个实验是：将患者随机分成两组，都服用外观并没有区别、口感完全一样的药片，一组服用的是槲皮素，另外一组为普通的淀粉安慰剂，并无疗效。两组患者连续用药 1 个月，最后发现，吃槲皮素的患者治愈率为 70%。

山楂泡水饮用，不仅对慢性前列腺炎有治疗作用，还能起到开胃、降脂的作用，适合人体长期饮用。

老王听后非常高兴，认为这个小偏方值得尝试，我叮嘱他必须坚持。我知道他非常喜欢吸烟喝酒，便劝他戒掉。因为吸烟是诱发慢性前列腺炎的重要原因，过度饮酒极容易造成前列腺水肿性肿大。我以前就接诊过一个经常酗酒的小伙子，他在就医之前的晚上喝了不少的白酒，半夜起来上厕所，小便很长时间也解不出来。最后，他只好到医院就诊，用尿管将尿液倒出来。排不出尿主要是因为喝了太多的酒，前列腺肿大而尿不出来。所以，我对老王说尽管短时间内无法戒掉，喝酒的时候必须注意用量。

老王听后马上点头，回去以后下决心戒掉烟酒，并且坚持泡山楂水饮用，有的时候也吃一些山楂片。过了一段时间，我在小区晨练遇到他，询问病情，老王一脸自信，说前列腺炎的症状完全消失了，现在过得舒服多了。

慢性前列腺炎可以区分为细菌性前列腺炎和非细菌性慢性前列腺炎。细菌性的慢性前列腺炎在临床中非常少见，在 10% 以内，非细菌性的慢性前列腺炎已经成为主流，临床占 90% 以上。泡山楂水这方法主要针对非细菌性的慢性前列腺炎，但对细菌性的慢性前列腺炎也起到辅助作用。

此外，除了山楂以外，生活中常见含有槲皮素的食物还有很多，比如银杏叶、槐米、绿茶、洋葱等，前列腺炎患者在生活中可以多服用这些东西。

我再向大家介绍一种按摩方法来辅助治疗：每天对小腹进行按摩。起床以及睡觉前，先将尿液排干净，然后平躺在床上，平卧屈腿，尽量使腹部放松；把双手搓热，以右手平放在肚脐下方，以左手按压右手，按顺时针缓缓按揉。刚开始的时候，每天按揉 50 下，随时间增长而延长按摩时间。

这个方法主要是通过腹部刺激，起到缓解前列腺炎症状的作用。虽然做起来有些烦琐，但若是坚持进行，不仅针对慢性前列腺炎有治疗作用，身心也非常舒畅。

多吃生蚝，益肾壮阳

有一次，一个非常年轻的小伙子到我这里就诊。小伙子非常腼腆，原来他结婚几年了，但是一直没有孩子。他的身体很虚弱，不是很有精神，加上结婚几年也没有孩子，所以心里非常郁闷，而且有些自卑。小两口儿曾经到医院进行检查，主要原因就是男子少精症，开了些药，但是也没什么疗效。

因为他家里不是很富裕，所以我觉得告诉他一个食疗方子比较好，于是推荐一个比较实惠的办法，就是吃生蚝。因为小伙子的家乡就在海边，这种海产品的价格并不贵。食用生蚝的办法很多，煮、煎、烤都行，看他的个人喜好。我建议他长期服用，每日只需要吃上 1 ～ 2 个就可以。

生蚝也叫“牡蛎”，主要功效有强身健体、益肾壮阳，现代研究也证明了其功效。生蚝当中锌含量非常丰富，是所有食物当中最高的。一些比较普通的食物，像大米、白面这些素食，锌的含量是非常低的。所以，如果平常只吃这些素食，体内就会缺少锌元素；即使是鸡蛋、猪肉等荤菜，锌含量与生蚝的锌含量差距也是非常大的。除了锌之外，生蚝当中还有硒元素，锌、硒这两种元素都有治疗少精症的作用。

根据研究发现，锌对生殖器官的发育以及性功能的完善有着非常重要的作用，前列腺及精液中只有含有丰富的锌，才能让精子更具生命、活力。否则，一方面容易造成睾丸萎缩、精子生长异常以及性能力减弱；另一方面降低男性雄性激素的含量。硒则能够减少有害物质对精子的伤害，从而保证精子的活力。

吃生蚝还可以起到另外一个作用，增强人的免疫能力，这与生蚝当中丰富的锌含量是分不开的。人体内一旦缺少锌含量，人体免疫力就会降低，通过补锌可以增强抵抗力，降低感冒感染的概率，达到强身健体的目的。若是体弱多病者，通过补锌也能增强其抵抗力。

小伙子听完我的解释非常高兴，他也听人说过吃生蚝的好处，但一直没当回事，现在听我这样说，就问我是否每天多吃一些，好好补一补。我告诉他并没有这个必要，每日只需服用 2 个，就已经满足人体所需。锌浓度过高反而造成不好的反应，引起副作用。

很长一段时间之后，小伙子给我打来电话，说按照这个偏方治疗，果然有效。现在他身体明显好多了，已经很少感冒了，而且会继续服用。

服用青娥丸，添子不再难

对于男性朋友来说，过了 50 岁，行房事就会心有余而力不足，虽然有时候性欲升起，身体却没有反应。

记得有一次，一位 50 多岁的男性来到我的诊所，对我说他经常会起性欲，却在行房事的时候不能射精，问我有没有什么中药方剂可以帮他解决难题。

我想了想，觉得青娥丸比较适合他的症状，于是为他开了此方让他回去后坚持服用。半年之后，他又来到我的诊所，不但恢复了性生活，而且质量很高。

多数人认为上了年纪之后，性生活就没有必要，然而事实并非如此。研究表明，有些人的性能力甚至能够保持到 80 岁以上，关键是看你怎么保养身体。

青娥丸的主要成分为杜仲、补骨脂、核桃仁、大蒜等，虽然成分简单，但是经过炮制、碾磨等工序。此方在药店中就能买到，价格低廉，药效好。

青娥丸具有补肾强腰之功，能够治疗神气虚弱症。关于此方剂，《医学正印》中还有详细记载："董廉宪五十无子，服此一年，联举二子"。意思就是说，廉联宪虽然在 50 岁的时候没有孩子，但是服用一年青娥丸之后连续添了两个孩子。

虽然该方剂容易获得，但是功用并不在其他加强性生活的药物之下，可以算得上是男人补肾壮阳的良药，很多男性都会选择此方剂，以增强自身性功能。

青娥丸之所以用少女称呼命名，主要与一首古诗有关，诗曰：三年时节向边隅，人见方知药力殊。夺得春光来在手，青娥休笑白髭须。意在强调坚持服用青娥丸可以让人恢复青春，行房事能力也会增强，即使青年女子也不会嘲笑白发人无用，此即青娥丸来历。

龟龄集，男科圣药良方

中国有句古话叫作："千年王八万年龟"。在中国，龟代表着长寿，传统医学有灵龟八法之说，皆寓龟长寿长生不老之意。龟龄集是中国中医药的瑰宝，经过了特殊的炮制工艺，将传统文化中龟寿延年之精神融合到其中。

关于龟龄集的来历有这样一段传说：1522年，朱元璋八世孙朱厚骢（嘉靖）15岁继承了皇位，却在29岁时却卧床不起，无子嗣。诏集天下名医，广集长生不老之药，方士邵之节、陶仲文在北宋《云笈七笺》老君益寿散的基础上，制成了"仙药"献上，并为其取名"龟龄集"，寓意长生不老。嘉靖服用之后，果然身体健康，在50岁的时候连续生下8个皇子、5位公主，并且个个身体健康。

当时协助陶仲文的为陶之义子，原籍山西太谷，他告老还乡的时候，带该方回家炼药服食、馈赠亲友，后传到太谷的广盛号药店，成为太谷独特成药，流传至今。

到了清朝时，乾隆皇帝也非常重视龟龄集。传说乾隆70岁之后，觉得精神大不如从前，哀叹老之至也，开始服用抗老药龟龄集。坚持服用一段时间之后，精神状态大有改观，决意长期服用此方。所以他经常询问药房选药、制药状况。

解放战争的时候，粟裕大将腰酸、背痛、腿痛，昏迷不醒，当时毛主席送给他几盒龟龄集，服用之后，病情好转，并且亲自带兵指挥淮海战役。1980 年 3 月，他专程为生产龟龄集的山西中药厂题词：“精益求精制良药，兢兢业业为人民。”

1962 年初期，聂荣臻元帅身体欠佳，服用龟龄集后，效果甚好。中央军委数次派人去药厂购买此药，聂老秘书回忆说：“首长服药后精神特别好，吃饭也很好。还提了一条建议，把龟龄集改为胶囊装，一者剂量准确，二者防止药物沾到牙齿上，影响牙齿健康。”

龟龄集由名贵药材组成，炮制方法特异，效果显著。由此，几百年来一直被奉为滋补性能的长寿之药，被称作“补品之王”，载于清代药家年希尧的《集验良方》。方剂之中一共包括 28 种名贵药，人参、鹿茸是大补气血、益精填阳的上品；熟地、补骨脂、杜仲、肉苁蓉、枸杞子等是温补肝肾的上品；石燕、淫羊藿等具有壮阳之功；海马、雀脑等是兴阳之品；丁香、砂仁、穿山甲可以行气活血……该方剂之中各种药物配合在一起具有补肾、滋补、强壮的功效，能够扶正固本、健脑强身。

龟龄集组方依据中医“天人合一”“阴阳五行”的整体观念，将天然动植物，包括天上飞的（蜻蜓等）、海里游的（海龙、海马等）、地上跑的（鹿茸等），将四方之中各种名贵药材融为一体。配方独特，炮制方法特别，经 81 道工序精心而成，具有强身健脑、调整神经、促进新陈代谢、增强机体活力等功效果，并且补而不腻，阴阳平衡，可以扶正祛邪。龟龄集为传统医学补肾填精、壮阳培本的长寿方，适用于阳痿、早泄、遗精等症，有男科“圣药”之称。

现代药理研究证明，龟龄有固肾补气、强身补脑、增进食欲等功效，能够增强机体免疫、抗疲劳、御寒、强心、增强记忆力。凡因命门火衰、肾阳虚寒导致的虚寒杂症，服用该药物后短期即可收获成效。临床出现的男性肾亏阳弱导致的夜梦遗精、气虚咳嗽等症服用龟龄集均有一定的疗效。

我的邻居是位60多岁的大爷，每天都会来诊所坐上一会儿。今年冬天，老大爷突然告诉我，说自己每年冬天都会手脚冰凉、腰膝部位酸痛，贴膏药也不管用，说句不好听的，被窝都捂不热。我为他把了把脉，脉象细弱，又看了看他的舌苔，舌体胖大，便诊断为肾阳虚之症。而且他告诉我已经半年多没有和老婆行房事了，了解到大爷的症状之后，我为他开了4盒龟龄集。大约两个月左右，大爷特地登门告诉我，他的腿脚不再冰凉，性生活有心也有力了。

虽然龟龄集已经流传需求，却仍旧被视为“圣方”，男人的“圣药”，这不得不让我为它的功效而惊叹。

男子性欲低下，试试淫羊藿

性欲低下指的是持续、反复对性生活欲望低下或缺失，可以分成完全性欲低下、境遇性性欲低下两种。完全性欲低下者每月性生活仅有一次，甚至不足一次，配偶要求的过程中被动服从；而境遇性欲低下为只能在某特定环境中与特定伴侣发生。

一次，有位男士在太太的陪同下来到我的诊所，两个人表情淡漠，直到进入诊所的时候才说出话来，仅仅从这二人的举动上，我大体猜到两人的感情出现了一些危机。

一进门，那位太太左右张望了一下，看到周围没有人，就拉着我说：“我们进去谈吧，让我老公在外面等一会儿。”我点了点头，带着她进了里屋，让她的老公在外面等候。

她告诉我，她的老公是做海外生意的，虽然收益颇高，却非常繁忙，尤其是前几年刚刚走这条路的时候，可以说天天起早贪黑、忙碌不断。终于熬到现在，家境好了起来，可是老公的身体却一天不如一天，对她几乎丧失了兴趣。一开始，她以为老公在外面有了别的女人，毕竟家里现在的条件已经非常优越了，出现第三者也不是不可能的事情。经过一番调查，她才发现老公根本就没有什么外遇，这下，她更是不知如何是好了，便带着老公来到我这儿。

听完她的叙述，我便了解到，她老公的这种状态很明显就是性欲下降，我想了想，给她开了个方剂：到药店抓取冬虫夏草、人参、淫羊藿各适量，然后同一整只乌鸡一起放入锅中炖煮，每天早晚各服1次，喝汤吃肉。

她回到家中，赶忙为老公抓药炖乌鸡，真的有了意外惊喜，老公不再像之前那样漠视她了。两人再次来到诊所的时候，已经一路有说有笑地进门了。

淫羊藿也称“仙灵脾”，性温，味甘，入肝肾二经，具有补肾壮阳、祛除风湿、止咳平喘、益气强心之功，适合男子不育、阳痿、尿频、早泄、遗精等症。该方剂能够补精髓、益气血，适合阴阳气虚亏虚导致的性功能衰退症。但是要注意，阴虚火旺的患者不能服用此方剂。

现代研究证明，淫羊藿可以增加动物精液分泌，刺激其感觉神经，兴奋其性欲，有催淫之功，功效强过海马、蛤蚧，能够让精液变浓，还可增加精量，因此淫羊藿又被称作“媚药之王”。

此外，淫羊藿还可保护人体心血管和内分泌系统，能够进一步防止衰老。在国外的研究报告中，还发现了淫羊藿的抗癌作用。

chapter 8

| 第八章 |

孕妇护理小偏方，呵护母子帮大忙

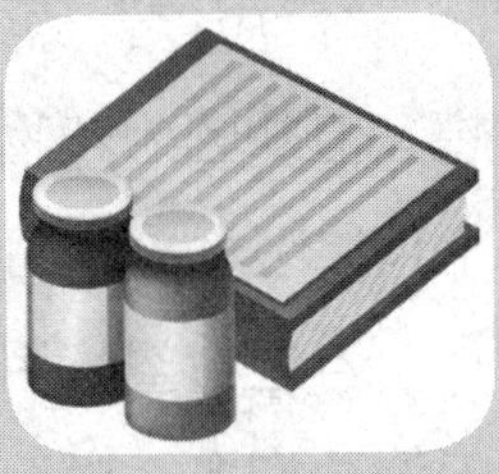

妊娠期感冒，吃点安全的中草药

怀孕的时候若是得了感冒，可以服用药物吗？很多孕妇都有过这样的问题。

孕妇妊娠期生病是医生较为棘手的事情。主要担心的就是药物会对婴儿产生副作用。1957—1962年曾经发现的“反应停（沙利度胺）”事件就是妊娠期用药造成的严重副作用。

“反应停”原为治疗早孕呕吐反应而研制的药物，疗效并不理想，但却因为药物导致了婴儿“海豹肢”样畸形。这件事震惊了整个世界医学界，因此医生也提醒孕妇不可随意用药。

若是希望将用药风险降到最低，最好的办法就是不生病。但是无论孕妇多么谨慎，孕妇还容易患上伤风感冒，顾女士是一个非常典型的案例。顾女士今年33岁，前些年一直都在打拼事业，所以夫妻一直没有要孩子。这两年终于“修成正果”，所以就想要个孩子，但是一直没有怀孕。经过多方诊治，顾女士终于有“喜”，因此她对这得来不易的小生命极为重视，一得知怀孕，就马上停止了手头的工作，每天就在家里休息。她希望好好养护身体，生一个健康活泼的孩子。尽管她非常小心，但是前几天下暴雨，气温突然下降，没有及时添加衣物，她就得了感冒，出现了咳痰、咳嗽、鼻炎、咽痛、发热等症状。她本来是想服用一些感冒药，但是药物的使用说明书上写着各种副作用，这让她倍感纠结。

她在家就这样“干熬”，持续两天发热。顾女士的爱人非常担心，觉得这样“挺”着也不是事，所以就找到了我。

我对顾女士的症状进行了检查，果然是发热了，温度已经高达38℃。抽血检查发现白细胞高达14 000，超过正常范围很多。幸好她的肺部没有异样，喉咙发红，扁桃体已经开始发炎。显然，顾女士已经造成了上呼吸道感染，也就是普通感冒。

诊断结果已经出来了，那应该如何治疗呢？经过慎重考虑，我向顾女士推荐黄芩这味药。取黄芩20克，加入两碗水中，两碗煎成一碗，早晚两次，服用的时候可加入一些糖调味，一周为一个疗程。

许女士听完之后心中很是疑虑，她最关心的事情就是这种药是否会对腹中的胎儿造成影响，如果有副作用，她就不吃了，宁愿这样挺着。我告诉她这样的想法不对，如果不从病情出发，一旦被“外邪”所侵，也会对胎儿造成很大影响。黄芩是比较有名的泻火清热的药材。明代著名医学家李时珍就曾记载黄芩治疗感冒的例子：“予年二十时因感冒咳嗽……每日吐痰碗许，皆以为必死矣。用黄芩一两，水二钟，顿服。次日身热尽退，而痰嗽皆愈。”由此可见黄芩对于感冒是有治疗功效的。根据研究表明，黄芩能够对多种病毒、细菌有抑制、杀灭作用。此外，黄芩对于胎儿的安全性在千百年当中得到了证明。人们认为黄芩不仅不会对胎儿造成不良影响，甚至还有安胎、保胎的功效。早在元代的《丹溪心法·金匮当归散论》中就此曾到“黄芩乃安胎圣药”。由此而知感冒孕妇服用黄芩绝对是安全的。

顾女士听完之后将顾虑打消，回去以后按照我的方法进行服药。第二天早晨醒来之后就退烧了，连服了3天就治愈了感冒。后来她还生下了一个非常健康的男孩，一家人都非常高兴，满月的时候还特地打电话表示感谢。

不过，煮黄芩这个方法只适用于肺热感冒，如果是普通的风寒感冒，身上并不感觉发热的话，那么在家可以尝试以下两种办法，帮你将寒气驱出来。

（1）姜葱饮：生姜少许、葱白10克，水三大碗，煎至一碗半，每日1次。

（2）姜蒜茶：大蒜、生姜少许，切片，加水一碗，一碗熬成半碗，饮用的时候可放入适量的红糖，每日1次。

水煮花生根，帮你对抗习惯性流产

堂弟的妻子在怀孕的第3个月，就出现了流产的征兆。医院的检查结果是孕激素分泌不足，于是只得打针来补充孕激素。这件事让我知道了，我觉得这样虽然管用，但是太浪费钱了，所以向她推荐了一个方子：花生根泡水。

这个方子在乡下流传较广，专门用来治疗习惯性流产。我曾经听老家的一位老奶奶说过，村里的有两个妇女总是习惯性流产，当时村里的土郎中用的就是这个方法，她们使用后都顺利生产。这个方子的主要步骤为：从地里取出新鲜的花生根，取出 2 两煎水，若是晒得很干净，1 两就足够了。一日一次，一直喝到将孩子顺利生产。像堂弟妻子这样怀孕 3 个月快要流产，那最少要喝到怀孕 3 个月以上。

乡下人说花生根之所以能够治疗流产，就是因为花生有“开花又生果”的含义，而花生根集中了花生的精气，取花生根来煮水喝，就是吸取花生根之中的精气，治疗习惯性流产，保证开花又结果了。我当时感觉这个说法不科学，所以并不相信。

直到后来我翻阅一些文献，又再一次看到这个方子，这才明白现代医学研究得出了这样的结论。出现习惯性流产的原因比较多，比如孕激素不足、感染、子宫肌瘤等等。这个偏方并非包治流产，但是对于因抗磷脂综合征而导致的习惯性流产有着奇特的疗效。

抗磷脂综合征是指在患者的血液当中发现了抗磷脂抗体。这种抗体会让血液变得黏稠，从而导致胎盘处的血管形成血栓。这样一来，供给胎盘营养的血管发生堵塞，胎盘缺少了气血滋养，胎儿得不到充足的营养，自然无法顺利长大，就容易造成流产。

抗磷脂综合征的诊断并不困难，治疗起来也是极其容易的，吃阿司匹林就能起到很好的疗效。阿司匹林的作用就是降低血液的黏稠度，从而抑制胎盘的微细血管产生血栓，保证为胎儿提供充足的气血滋养。此外，还可以配上一种叫作“肝素”的药，能够进一步加强抗血栓、降低血黏度的作用，以确保疗效更佳。

花生之中有一种叫作“白藜芦醇”的成分，也能起到抗血栓形成、降低血液黏稠的作用。根据科学研究表明，花生根中白藜芦醇的含量非常丰富，是花生其他部位的数十倍，甚至数百倍。所以，将花生根煮水服用，如同服用阿司匹林加肝素，当然能够对抗习惯性流产。

堂弟的妻子按照我的方法进行安胎，并没有出现不正常的状况，非常顺利地生下了“千金”。

流产后流血，柿叶治疗最合适

有的事情人们是不希望提起的，但是又不得不说，堕胎已经成为一种社会现状。在医院妇科工作的医务人员，总结说最近十年间堕胎的妇女人数在逐年增加。其中很大部分的女性都很年轻，有的才十四五岁，就已经不是第一遭做人流手术了。可见，青少年的堕胎的情况应该引起社会的重视，我们不得不去思考这个问题。我并非叹息社会的不良现象，而是要讲讲小产之后的流血应该如何处理。

一般而言，胎儿在妊娠 3 个月内还未完全成形，采取医学措施将“血团”打掉，叫“堕胎”。若是女性已经怀孕 3 个月，胎儿已经成形，再采用人流的方法，或者因为别的原因自然流产，我们将这样的情况称为“小产”。

有一天，打扫卫生的阿姨找到我，说有一个很难启齿的问题向我咨询。原来，她的女儿在上大学期间交了个男朋友。年轻人没有轻重，居然怀了孕。但是两个人完全不知情，直到怀孕 3 个月以后，她才知道自己为什么不舒服，没办法，两个人找了一家小门诊做了人工流产。小产后，女孩下身一直出现流血的现象，整天没精打采、头昏眼花、面色苍白，身体非常虚弱。在一些门诊开了一些药，却没有什么效果。于是阿姨问我是否有什么方法解决这个问题。

我们都是熟人，我自然要伸出援手。于是就将一个非常简单的方法告诉她：选择一些自然脱落的柿叶，洗净晒干，捣成粉末，每次取 5 克服下（不可多服），一日 3 次，一周为一个疗程。

药物流产后，阴道之中会长时间流血。从中医角度看，为瘀血残留，没有完全清除干净。而从现代医学研究证明，出现出血的原因一般有两种，一是子宫收缩乏力导致绒毛等组织残留，长时间无法排出；二是由于细菌感染。柿叶性寒味苦，无毒，古代典籍中记载其有止血凉血、活血化瘀的功效。而根据现代医学研究证明，柿叶有助于提高子宫肌肉的兴奋性，加强子宫平滑肌和子宫血管收缩，从而提高血液的凝固机能。此外，柿叶还能够起到一定的抗菌、抗感染功效。因此，用柿叶治疗小产后子宫出血最适合不过了。

阿姨回去以后，马上打电话将这个方子告诉了女儿。差不多过了一周的时间，她告诉我，她女儿按照这个方法用药，身体状况基本恢复正常了。

其实关于止血的方子，我还有一个不错的方法：马齿苋 30 克、益母草 30 克，两碗水煎成一碗水，一日一次，一周为一个疗程。经过研究表明，马齿苋可以清热利湿，还有抗菌、抗病毒的作用，正好能够与流产后出血病机“感染”因素相对应。益母草的主要作用是调经活血、祛瘀止痛，可以帮助子宫收缩，加强血液凝固。两种药物相互结合，效果自然更加明显。

需要提到的是，对于这一类的小产患者，在医院进行手术以后，最好再等一个小时，看看出血的情况。如果一个小时中阴道内流出了很多的血，就表示有问题，需要医生进行进一步处理才能离开。有的年轻人身体好，流产之后不注意身体调养，马上进行工作，不注意营养调理，非常不利于子宫内部的修复，应当尽量避免。还有一些女性对于自己的健康非常不负责任，阴道内流血还没有停止，就与另一半发生关系，以为流血是件小事，一点都不顾忌，其实她并不知道这样做会对身体造成多大的影响。

花生、红枣炖鸡蛋，性价比最高的安胎药

在不久之前，我遇到了一位准妈妈。她怀孕的时间并不长，但是总感觉腰酸、腹痛并带有小腹下坠感，而且阴道会流出少量的血液。到医院进行检查，诊断结果为先兆性流产，导致这个疾病的主要原因是身体内的黄体酮含量偏低，医生告诫她每天都必须打一针黄体酮。这位准妈妈已经打了一个月，腹痛、腰酸等症状有了明显好转，但是打针以后屁股出现几个硬节，坐下来就疼得厉害，真是

坐立不安。虽然已经承受了这么多的痛苦，但是进行抽血检验的时候，医生告诉她，身体中的黄体酮含量还是低，估计还需要再打一个月。这位准妈妈听到这样的结论心里就有些忧愁，她真的不想再这样受罪。因为我帮助她妈妈看过病，所以就介绍到我这里，希望我可以帮助她解决烦恼。

了解她的情况以后，我非常理解这位准妈妈的心情，见这位准妈妈的情况还算稳定，所以为她推荐了一个安胎的方子，具体方法：花生 2 两、鸡蛋 2 个、红枣 15 枚，先将鸡蛋煮熟，剥去壳后与红枣放入炖盅，放入少量的盐，加水用文火炖 1 个小时，加糖调味服用，一周 3 次。但是需要提醒的是，这个方子并非适合所有人，要细微地观察病情。一旦毫无作用，重新感觉到腹疼、腰酸甚至是阴道出血的症状，只能重新打黄体酮。

这个方法能够安胎，而且无痛苦，所以这位准妈妈欣然接受了。七天之后她来复诊，告诉我这几日的情况有了明显好转，并未发现什么不良反应。我便让她继续服用，她欣然同意，连服了一个月，再进行检查，发现黄体酮水平已经恢复了正常值。她无比喜悦，又这样继续服用了 2 周的时间，真的将胎“安”住了，还生了一个健康的宝宝。

有一些医学常识的人都知道，这个方子当中的成分都有安胎的作用，只是大多数人并不知道其中的原理。花生，名字非常鲜明，主要意思就是开花生果。你肯定觉得有趣，这里确实有一定的科学道理，花生中维生素 E 的含量非常丰富，维生素 E 还被称为“生育酚”，主要是因为维生素 E 能够影响到人的生殖、生育，当人体缺乏维生素 E 时，极容易造成生育障碍，而补充维生素 E 能够有效恢复其机能。

红枣不但口感好，而且具有丰富的营养。现代医学研究发现，红枣当中有非常丰富的营养成分，比如环磷酸腺苷，属于人体功能代谢的必需物质，每克红枣果肉的环磷酸腺苷的含量是测定植物中最高的。此外，维生素的含量也非常高，维生素 P 的含量也是水果蔬菜当中最高的，维生素 C 的含量是苹果的几十倍。

鸡蛋的主要作用为润燥滋阴、安胎养血。《本草纲目》中提到鸡蛋黄能“补血、治胎产诸疾”，蛋黄补血的功效可以与阿胶相媲美。至于鸡蛋清，主要作用就是补气，不但能补母体之气，也能保证胎气充足。胎气足了，自然可以达到安胎养胎的作用。现代营养学强调妊娠妇女怀孕期间必须注意补充蛋白质，而鸡蛋中的蛋白质恰恰是最优良的。怀孕时多吃一些鸡蛋，也能起到安胎的功效。

孕期贫血，木耳来帮忙

邻居王大爷的女儿已经怀孕快 6 个月了，眼见着还有几个月孩子就出生了，全家人非常高兴，然而接连 2 次的定期孕期检查结果让这一家子有些坐立不安：宝宝生长发育迟缓，足足比育龄小了 1 周的时间，而准妈妈也被查出了贫血。之前各项检查都是良好的，而女儿的身体情况也不错，为什么现在突然有这样的变故呢？王大爷与我的关系不错，所以领着女儿请我给她支支招。

“孩子，这医学上的诊断我看不懂，你给看看，女儿检查了几次，说是贫血，孩子生长发育也逐渐迟缓，好像比正常的体积小了，你说这该怎么办呢，应该吃点什么药？”王大爷连珠炮一样地说出来。

我从王大爷的手中接过 2 次的化验单和 B 超单进行比对，原来 2 次的血清铁蛋白分别为 9.5 微克 / 升、10.2 微克 / 升，而血红蛋白为 87 克 / 升、89 克 / 升，B 超显示胎儿偏小一周，我又对王大爷的女儿进行了检查，发现她的脉象迟缓、脸色苍白、唇色很淡，于是我问她：“你最近没有感觉哪里不舒服啊？”

她说：“也没什么特别吧，只是最近总感觉头晕乏力，浑身提不起劲，有时心里还发慌。”

我告诉王大爷说：“不要过多的担心，饮食上应该多注意一些，加强营养，贫血症状就会消失。怀孕中期，宝宝所需的生长发育物质在增加，加上怀孕期血容量增加，需要充足的铁元素，倘若这个时候准妈妈没有充足的营养摄入，尤其是缺乏铁元素的摄入，就容易发生贫血。要知道，怀孕期间准妈妈所吸收的营养不仅是提供给自己，还要供给宝宝，这就表示必须加大摄入量，如果只是局限于早期的摄入量，让宝宝吃不到更多的营养物质，造成发育缓慢，而导致准妈妈出现营养不良的状况。当然了，轻微的贫血不会对宝宝造成影响，但是如果严重了，宝宝极有可能会生长迟缓、胎动异常等。”

“原来是这样，那是不是需要用药？”王大爷担心地问。

“从化验结果来看，您女儿主要是缺铁性贫血，因此在以后的饮食之中多吃一些含铁量多的食物，需要知道铁是制造血红蛋白的原料，准妈妈身体内必须存贮足够的铁，才能有效供给孩子的生长发育。”

“补铁？如何补？应该吃什么？”准妈妈轻声地问。

“可以在日常的饮食当中多吃一些榛子、栗子、花生、鸡蛋、核桃、葵花子、全麦面包、红肉、豆类、鸡血、猪肝、绿叶蔬菜和鱼肝油等，这些食物当中的铁元素都非常丰富。在这基础上，可以多吃一些富含维生素 C 的水果或蔬菜有助于铁元素的吸收。”

“嗯，我们知道了。对了，宝宝比育龄偏小一周，我补充了这些后，宝宝是不是会恢复正常？”

“会的，只要你的营养充足了，宝宝就能补充非常充足的营养，自然会增加生长发育的速度。除了平时的调理外，我还有一些不多见的小偏方，坚持服用一段时间就能见效。”我拿出纸笔给他们写了几个方子。

（1）豆腐炒猪肝：取豆腐 3 两，猪肝 2 两，调料适量。首先将猪肝切片、豆腐切片，先将豆腐煎熟，然后放入猪肝炒熟，待猪肝炒熟透以后，然后加入油盐等调味品，佐餐食用。不要小看肝脏，功效是非常明显的，含有丰富的营养物质如铁、维生素 A、维生素 C、维生素 B2 以及微量元素硒，无论是对贫血的治疗，还是对宝宝的健康发育起到重要的帮助。

（2）大枣黑木耳补血方：黑木耳 15 克、大枣 15 个，先将木耳、大枣洗净，放在碗中将木耳泡发，待完全泡开后加入冰糖和水，并且放到锅中蒸煮，每天早晚各吃一次。不仅吃枣、黑木耳，同时可以喝汤，每天可以坚持使用。大枣能够补益气血，黑木耳当中的铁元素含量非常丰富，且具有充饥、益气、轻身强智、补血活血等多重功效，两者结合是治疗贫血的绝佳选择。

（3）三红汤：红枣7枚、红豆1两、花生红衣适量，三种食材共同熬汤，与汤共同食用，每天饮用一次。若是没有花生衣，也可只使用花生，但是需要保持花生衣。

王大爷拿着小偏方笑得合不拢嘴，临走之前我叮嘱了她关于均衡饮食的重要性，并叮嘱准妈妈在日常生活中不仅要补足铁，同时注意补充锌元素，经常食用含有锌元素较多的苹果（每日1～2个）、蘑菇、葵花籽、洋葱、香蕉、卷心菜以及各类坚果，因为缺锌很有可能影响孩子的智力发育，导致婴儿出生以后体重不增、身材矮小、毛发稀疏枯黄、味觉功能异常、皮肤粗糙，出现厌食症或巨食症、先天性心脏病、先天畸形等。同时，孕妇缺少锌元素会引起肺炎及腹泻等多种疾病，甚至缺锌会引起子宫的收缩无力，影响孩子的生长发育。

煎煮花生叶，助准妈妈睡得好

小韩是一家公司的销售部经理，不仅业务非常忙，而且一直保持诚恳的工作态度，其敬业精神也受到公司老板的赏识。小韩至今怀孕将近六个月了，随着宝宝在肚子里面一天天变大，小韩感觉最近体力越来越不支，睡眠情况也不好，白天工作起来一点精神也没有。朋友建议她通过中医对睡眠进行调理，在一个周六的下午，小韩进入了诊室。

小韩告诉我，她每天晚上都是辗转反侧、难以入睡，要么就是睡眠不熟，稍微有动静就会被惊醒，有时候好不容易睡着，脑海中的一连串梦境就会把她惊醒。而这段时间里，原本安分的宝宝也开始淘气，每天晚上不知道要醒来多少次，令她非常痛苦。

“之前睡觉情况怎么样？”我耐心问道。

“以前睡眠还是不错的，不仅入睡快，而且一觉到天明。可是现在每天晚上至少要醒来五六次，好多次醒过来都是因为宝宝在肚子里踢，医生，是不是宝宝有什么状况啊？”

看着小韩疲惫的样子，我安慰道：“孕妈妈睡眠质量不佳是由多种原因共用造成的。首先，睡眠姿势就对孕妈妈造成很大的影响。孕妈妈不宜只采用仰卧位，而是应该选择侧卧位，双腿蜷曲。这样可以避免减少对下腔静脉的压力，保证血液流通顺畅。要知道，下腔负责将子宫以下所有的静脉血输回心脏之中、重新补给养分的作用。这样宝宝在子宫之中才会舒服。夜间胎动也是极为强烈的，而有些孕妈妈以前只是采用单纯性的仰卧位，对血液循环造成了影响，宝宝因为影响缺乏而感觉不舒服，造成宝宝的胎动频繁，这对孕妈妈的睡眠质量造成很大的影响。

其次，身体因素也对怀孕造成了很大的影响。随着宝宝的不断成长，孕妈妈的腹部开始逐渐变形、体重增加，导致孕妈妈感觉到腰酸背疼、容易苏醒、翻身乏力。再加上此时的孕妈妈会有一定的尿频，多次起夜后自然难以入睡。另外，有的孕妈妈在夜间小腿容易抽筋以及呼吸急促，也会造成睡眠不良。”

听了我的话，小韩非常苦恼，“那怎么办？睡眠质量不好是不是会影响到孩子的发育健康？”

“当然会有影响了。睡眠不好不仅会导致孕妈妈体内的胰岛素过高，增加孕期之中患上糖尿病的可能，而且容易导致孕妇血压升高，导致分娩过程变缓，不利于宝宝的顺利出生。”

“啊，会有这样的后果，那有什么办法可以治疗吗？”小韩焦急地问。

“首先，孕妇应该少喝茶、碳酸饮料以及咖啡，特别是咖啡，容易让人处于亢奋状态，特别是晚上睡觉前，千万不要喝咖啡。

其次，应该保持良好的睡眠习惯，晚上睡觉前千万不要忘记关掉电视，每天应该早睡早起。若是睡前非常清醒，可以用温水洗个澡，听听轻音乐，看看报纸，这样不仅可以起到胎教的作用，又有助于睡眠。早上起床以后外出散步，吸收新鲜空气。养成良好的生活习惯，就能保证睡眠质量的正常。

另外就是保持正确的睡眠姿势，仰卧位能够避免对孩子造成压迫，宝宝也不会因为在宫内紧张而制造强烈的胎动。”

在走之前，小韩向我咨询有什么好的偏方治疗失眠。我对她说：“养成良好的习惯最为重要了，就目前的情况，我有一个辅助睡眠的方子，你不妨尝试一下。”

于是我就推荐了我曾经用过的一个方子，只需要 5 两花生叶放在锅中煮，水要没过它，上火煎，水开以后再用文火慢煎 10 分钟，然后将煎的水放到水杯中，每日早晚各一次，连服 3 日，就能有效缓解失眠症状。

“就是这样简单吗？”小韩似乎有些不相信自己的耳朵，“不需要用别的药吗？”

我向她解释，在怀孕期间最好不要服用药物，睡觉之前可以喝加蜂蜜的牛奶，这样有助于身体分泌胰岛素帮助睡眠，另外可以适量食用高碳水化合物的食物，如小饼干，也对高睡眠质量有帮助。如果是因为小腿抽筋引起的睡眠质量不好，可以补充一些镁、钙、维生素 B。

在她离开之前，我不断地叮嘱她，不管睡眠质量如何，最好不要吃有安眠作用的药物，因为安眠药对宝宝和孕妈妈的身体健康都有很大危害。

孕期身上瘙痒，就用五味消毒饮

小雯在一家房地产公司做销售，结婚快两年了，但是由于工作非常忙，所以一直没有要孩子。但是，后来因为担心自己年纪再大一些就不容易怀上孩子，所以决定辞职，为生孩子最准备。

小雯的付出并没有白费，三个月就怀上了宝宝。在怀孕三个月的时候，小宝宝各项情况都非常正常。这让小雯非常高兴，每天不仅能进行必要的锻炼，还对孩子进行胎教，希望能生出一个聪明能干的宝宝。

但是最近几天，她出现了一些小状况，皮肤开始发痒，但是并没有出疹子。小雯开始认为是室内过于潮湿，屋里面有跳蚤，于是尽量将门窗打开，有助于空气流通，还彻彻底底将房子打扫一遍，并且将衣物都拿出去晾晒。可是即便这样，瘙痒的症状还是没有得到缓解，并且是越来越痒。

随即小雯认为是自己的皮肤过敏，买了一些孕产妇女病理的书籍阅读，却看到可以产生皮肤瘙痒的病症实在是太多了，担心自己盲目用药会影响宝宝的生长发育。

所以小两口儿到医院进行检查，诊断结果为妊娠皮肤症，我告诉她没有什么事情，不必担心，不会伤害到宝宝。

小两口儿并不放心，便问道："大夫，您说会不会是妊娠期丘疹性皮肤炎？我查阅了书籍，书上说得了这个病会对宝宝有影响。"

我说："不要担心，不是妊娠期丘疹性皮肤炎。那种病的发生概率非常低，且全身各处都有可能发作。得病的时候，全身会出现丘疹，那些丘疹小而坚硬，像一些小疙瘩，呈圆锥形或半球形状隆起，一般为红色的，多由发炎、分泌物积聚或组织成分的肥厚所引起。的确，这种病会对宝宝造成很大的影响，可能造成流产或胎儿死亡，但是发病的原因现在并不明确。"

小两口儿便问道："请问您，那有什么办法治疗我现在的瘙痒症状，而且还不能伤害到宝宝。"

"这样吧，你现在处于怀孕中期，我并不主张用药，所以给你开个方子。"

于是我便给小雯开了这样一个方子：五味消毒饮。苦参 30 克，蛇床子、地肤子各 16 克，蝉蜕、黄檗各 10 克。并且特别嘱咐他们，这些药先用水煎一次，最好是用砂锅。煎好之后将水倒进去，趁热先熏，等水温下降之后用水进行擦洗，每天晚上睡觉之前擦洗一次就可以了，每次擦洗 15 分钟，坚持一周就可以了。这个方子对祛风除湿、活血祛风、清热解毒、活血凉血、利水止痒、消散疔疮、止痒等具有很好地疗效，而且能够治疗各种病毒引起的皮肤病。

小两口儿非常高兴地回去了，临走之前我告诉他们：“如果过于瘙痒，千万不能用指甲用力抓，以免将皮肤抓伤，引起感染。还应该做一些准备，如避免流汗，流汗以后应该尽量用毛巾擦干；衣着宽松舒适，不能穿过于紧身的衣服，尽量穿棉质吸汗的衣服；不要用热水擦烫患处；尽量少用肥皂刺激患处皮肤。”

几天以后，小雯到医院做孕检，顺道到我办公室非常高兴地对我说：“大夫，你的方子真管用，现在我完全不痒了。”

走之前我叮嘱她，虽然已经好了，但也不能大意，必须保持空气流通，多做户外运动，以免皮肤过敏。

带须大葱热熨下腹，可治孕妇小便不通

下班之前，我将最后一位患者送走，刚要换下工作服，忽然传来非常嘈杂的声音，紧接着一家人扶着一个孕妇进来。

“医生，麻烦您帮我老婆看看，她今天早晨感觉小腹胀痛，可是在厕所蹲了很长时间，愣是没有排尿。之后她就躺到床上休息，谁知肚子反而更胀痛了，心中烦乱，颠倒睡不着觉，看她这么痛苦，我们决定带她来看看，以防有什么意外。”丈夫声音非常的低沉。

我赶紧对孕妇进行了腹部检查，然后让家人带着她做相关的辅助检查、导尿管引流及留取尿液检查，检查结果已经排除了排尿困难的器质性病变，胎儿情况也是正常的。在之后中医的观察诊脉中，我发现她的脸色苍白、舌质淡、精神萎靡、苔薄白、脉细滑，这是典型的气虚症状。

“这种状况以前是否出现过，这段时间饮食如何？”我仔细地询问。

“前些日子开始的，好像宝宝越来越大，感觉也就越明显，但前些天好歹能排出一些，今天的情况还是第一次，你看我刚才肚子胀痛的，真是活受罪啊！”

我安慰她，“别担心，小便不通是孕晚期经常会出现的症状，又叫‘转胞’，多是因为中晚期盆腔瘀血，宝宝胎体增大，增大的子宫和胎头将膀胱向上移位导致的，胎气下坠从而压迫到膀胱，以致膀胱气化不行，水道不通，所以尿液难以排出。”

她的丈夫理解这个意思以后便问：“医生，那我老婆不能总是这样吧？也不可能每次憋得实在不行才来医院。”

我回答道：“从你爱人的脉相来看，她只是气虚，需要补气升降、举胎化气，也唯有这样才可以改善因气虚引起的小便不通。因为现在处于孕晚期，不适合口服药物，我想给她开一个外用的小方子，你们先试试吧！”

这个方法又叫“热熨疗法”，原理非常简单，只需到菜市场购买带须的大葱，用手折断，然后放入锅中热炒，分两轮使用，每次 1 两。炒热以后用毛巾包裹住，热熨下腹部，顺脐部依次向耻骨部熨烫，感觉温度下降时进行更换，每日一次，每次熨烫 30 分钟。这个方子通过温热对皮肤进行刺激，可以疏通经脉、流畅气血，从而起到治疗疾病的作用。

憋尿这种情况并非个案，所以请有类似症状的朋友不妨试一试。

孕期腰保健操，缓解孕期酸背痛

孕妇进入了怀孕晚期，随着胎儿的体积逐渐增大，孕妇承受的负担也就越来越大，同时因为马上就要为人母，孕妇的行为也变得异常小心。这个时期的准妈妈往往会出现腰背疼痛或者肋下疼痛，这让很多孕妇非常担心，担心自己的体质出了问题，担心对胎儿造成不良影响。那此时的准妈妈们为什么会出现腰背痛、肋下痛呢？

表妹前几天到我家做客，她本来已经有了8个月的身孕，本来身子非常不方便，最近总是感觉腰部酸痛，有时候肋下也会痛，所以赶过来向我问明原因。

她对我说："记得在很小的时候，妈妈总说'腰疼死了！累死了！腰快断了！'有时我会学舌，她们却是嬉笑我：'小小的人知道腰在哪吗？'那时我非常不服气，现在怀孕了以后，我也明白了什么才是真正的'腰痛'了，有时候右肋下也会感觉极为疼痛，现在仍然困扰着我。是不是我体质太差了？有什么治疗的方法吗？"

我告诉表妹，许多女性在怀孕期间，尤其是即将分娩的那三个月，常会出现腰背痛。从中医的角度看是因为气血不足所致，从生理上而言，是因为腹中宝宝的体重增加从而改变了身体重心，为了我们的身体重新恢复自由，唯一的方法就是将身体向后倾，而这样的姿势会给腰部的韧带以及肌肉加重负担，再加上妊娠后体内的激素水平出现变化，为了让胎儿顺利经过产道，体内就会分泌出一种激素，使连接骨盆处的韧带逐渐松弛、肌肉松弛，加重了脊椎的压力，所以较为容易患上腰疼病。至于肋下痛，则是因为子宫逐渐增大而压迫脏器所致的，安全起见应该及时到医院进行检查。

表妹又问我采用什么样的办法可以改善这些情况，我就告诉她要做到以下几点。

（1）要合理控制体重。现在，一个孕妇往往被一个家庭重点看护，成了一个家庭的重心。这样一来，什么家务也不做，一日三餐均是由家人准备。她想吃什么吃只要张嘴就行了，家人都会尽量满足她的要求。但是，整个孕产期身体加重的范围宜控制在 12.5 公斤以内，超过则会影响身体健康，留下难以治愈的后遗症，还有可能是因为胎儿的体重过重，这对大人、小孩都不是好现象。

（2）做适量的运动，但要同时也要避免劳累。每天走路和散步的时间不要太长。孕中期和孕晚期，孕妇千万不可从事重体力劳动。否则，容易扭伤腰部，甚至是伤及胎儿。像洗衣服、登高放东西、提举重物等，都会给腰部造成巨大的压力，这些工作家人可以代劳。

（3）必须保证身体的舒适度。在必要的情况下使用孕妇托腹带，孕期带上合适的托腹带，能够减小腹肌以及腰背肌肉力量的支撑负担。要选择舒适型的鞋子，最好穿平底鞋。保持正确的坐姿，坐着的时候，要确保后背有物体支撑。可以将一小块毛巾垫在背部，每隔 20 分钟活动一下。

（4）做好防寒保暖工作。腰背痛轻微者，可以用热水冲澡，也可以局部热敷，用纱布、热毛巾和热水袋都可以，每天在腰部热敷半个小时，能够减轻疼痛。同时要加强腰部保暖，对于双腿以及双足的保暖也非常重要，如果双足和双腿着凉，则容易腰痛。

（5）做保健操或按摩。我建议表妹按摩 3 个穴位：承山穴 (委中穴与脚后跟之中点，就是对小腿肌肉进行收缩时，可看到一个“人”字形的交点)、阳陵泉 (膝关节半屈，腓骨小头前下方，正当胫腓关节处)、太冲穴 (第一趾与第二趾的趾缝上 2 寸)。

另外我告诉了她一套很简单的保健操：立正时靠着墙根站好，双目平视，不要仰头，用力将颈部向上拉，每天 3 次，对于腰酸痛起到缓解作用。

熏洗坐浴，解除孕期痔疮烦恼

现代社会，久坐族的人数不断上升，所以患上痔疮的人也越来越多。据有关部门调查，80% 的孕妇都患有痔疮。那么从未得过痔疮的女性，到了怀孕晚期怎么会得这种病呢？而曾经有痔疮的人，为什么一怀孕病情就加重呢？得了痔疮，准妈妈应该如何治疗呢？

就在 2 个月以前，准妈妈小张因为难言之隐到我这里治疗。当时她挺着大肚子非常辛苦，但是又不能坐下来，我猜想，她可能得了痔疮。

果然，她一开口就说："医生，我怀孕以前从没有得过痔疮，为什么现在有了，而且症状还非常严重？"

我和缓地说道："这主要是因为腹内高压引起的，随着子宫不断扩大，下腔静脉受到的压力也逐渐增大，特别是胎位不正时，压迫也是最为强烈的，这时候极容易引起直肠下端、肛管的静脉回流，从而出现痔静脉充血、扩张，最终诱发痔疮，也就是说从无痔疮到患上痔疮，有痔疮的情况更加严重。"

小张又继续问道："我这样的情况是否可以进行手术治疗呢？我怀孕已经 7 个月了，现在痔疮发作之后连沙发也不能坐，站着又很辛苦，痛苦死了。"

我回答道："痔疮是可以通过手术治愈的，但你现在正处于妊娠晚期，一般是不能进行手术的，否则极容易出现早产甚至是流产的危险。"

"啊，这样啊，那么我是否可以使用痔疮栓？我想用但是一直不敢用。"

"还好你没有用，"我替小张感到庆幸，"治疗痔疮的药物种类繁多，有一些在缓解症状上效果明显，但有部分药物中含有明矾、麝香、甘露醇及抗生素等成分，这些药用成分会对胎儿造成不良影响，孕妇在治疗痔疮时千万要仔细。药物对于宝宝的生长发育具有很大的影响，因此在选择药物时必须要慎重，用药之前必须向医生进行咨询，千万不能盲目用药。"

小张听完之后心里释怀了，但是还是满脸愁容，“医生，那应该如何治疗啊？手术不能做，药不能用，难道我就这样忍着？”我给小张提出了几点建议，并且请她认真看待。

1. 健康饮食

注意饮食宜忌，如辣椒、花椒、胡椒、姜、葱、蒜、酒等。尽量少吃不易消化的食物，以防止出现便秘，加重痔疮。多吃有润肠通便作用、含纤维素的蔬菜和水果，如黄花菜、菠菜、木耳和苹果、梨、香蕉、桃、瓜类等。若对排便有困难，可用食用含有植物油的食物或蜂蜜，如核桃仁、芝麻等。

2. 保持良好的生活习惯，防止腹泻、便秘

不要长期有便不排，一定要排便有一定的规律，大便时一定要专心，不可阅读书报杂志，避免久蹲厕所，每次蹲厕所的时间最好不要超过 10 分钟。如果一次排不出来，可以稍事调整再继续进行，不要用泻药，更不能用压力极大的灌肠方法，以免出现早产甚至流产。

3. 合理运动

孕妇不应该长时间坐着，提倡做一些适当的锻炼，如散步、做操及打太极拳等。每日早晚可以各做一次缩肛运动，每次 30 遍。这样有利于增强盆底肌肉的力量以及肛门周围的血液循环，有助于排便以及痔疮的预防。还可以进行痔疮按摩，以改善局部的血液循环，方法是：排便之后用清水对肛门进行清洗，再用热毛巾对肛门进行热敷，可以按照顺逆时针按摩 15 分钟。

4. 痔疮治疗小偏方，熏洗坐浴

（1）可用黄檗、大黄、黄芩、苦参煎水，每日排便或是早晚，趁热先用蒸汽熏蒸然后清洗，每次 15 分钟。

（2）用温盐水坐浴，注意动作轻缓，不可挤压到腹部，效果很好。

寿胎丸，补肾安胎的良方

我认识一个生意场上的老板，已经年近50，却仍然没有孩子。前几年为了生意而不断打拼，并没有想到要孩子，之后妻子千辛万苦怀了孕，却又不幸流产。前几天，他突然打电话给我，问我有没有什么效果好一些的保胎药，她的老婆已经再次怀孕了，如果这次再流产，像他们这样的年纪，很可能再也不能生养了。仔细询问之后我才知道，他老婆已经怀孕3个月了，而且在此之前，他的老婆流过3次产。

“封闭抗体下降，排异导致堕胎”，可能很多人听说过这句话，却并不太明白其中的真正含义。道理很简单，正常妊娠胚胎基因一半来自母方，一半来自父方，胚胎在母体妊娠的过程中如同器官的移植，按照免疫反应会引发母体排斥反应，多数妇女可以成功孕育胚胎，主要是因为母体妊娠的过程中，胚胎能够刺激母体产生封闭抗体，以保护胚胎免疫，排除伤害。如果封闭抗体减少，母体免疫系统就会攻击胎儿，引发流产。

中医认为，导致流产的原因主要为母体脏腑虚弱、气血失调，进而导致胎元不固，与肾气的盛衰，脾胃的滋养，血热、血瘀等均有一定关系。肾掌管着生殖，女子肾脏系于胎，肾气为母之真气，子之所系也。一旦肾气亏损，胎元的固摄就会成问题，也就会导致流产。中医认为，肾是先天之本，主生殖；脾是后天之本，主气血生化，所以益肾健脾是安胎的根本。

寿胎丸，为清代名医张锡纯研发的药方，是妇科医生常用补肾安胎良方，主要组成药材为菟丝子、桑寄生、川断、阿胶。

在该方剂之中，菟丝子具有补肾养精、益阴固阳之功；桑寄生、川断具有固肾强腰系胎、止痛之功；阿胶具有滋阴养血、止血之功。四味药物配伍，不温不寒，补而不滞，临床还会添加益气健脾之品，先后天同补，气血得生，胎元得固，也就达到了保胎养胎的目的。

阿胶为滋阴润燥、补血止血的佳品。女人的一生都需要养血，血对于女人来说弥足珍贵。女性因为周期性失血的生理特点与血结下了不解之缘。伴随女人一生的经、孕、产、乳等生理过程都和血有着密切的关系。所以，中医上一直都有“女人以血为本，以血为用”“妇女以养血为本”等观点。

十月怀胎的过程，母体需要足量的血液滋养，胎儿需要依靠母体血供养，所以孕妇普遍易贫血，容易出现厌食、头晕目眩、气短神疲、面色苍白等症。现代医学研究证明，阿胶能够促进红细胞和血红蛋白生成，能够显著抗贫血、止血，同时改善人体内钙平衡，促进钙吸收，增加血清钙。

寿胎丸中另一个味药材为川断，主要功效为“补肝，强筋骨，止血，安胎”。此方剂中的药物配伍非常完美，用来保胎、安胎，能够挽救很多人的生命，为家庭增添欢乐。

那个生意人听了我的解释之后，按照我开出的方剂回家为妻子熬药，连续吃了 2 个月后，胎像稳固。等到 4 个月之后，一个健康、活泼、可爱的宝宝降生了。

恶露不止，蒲公英泡茶可除尽

恶露不止指的是女性产后恶露持续 20 天以上淋漓不尽，导致产后恶露不止的原因有冲任为病、气血运行失常。

通常情况下，恶露在一周左右会停止，可有些孕妇甚至会持续两三个月仍旧恶露不止，恶露呈淡红色、白色或淡黄色。

去医院看此症，大夫多会给病人推荐抗生素类药物，甚至会让患者做清宫术，这对女性身体来说伤害是比较大的。下面为此类患者推荐一个小偏方，简单而又有效。

具体做法：取出蒲公英 30 克放在干净的杯子中，用热水冲泡后服用，每天喝 2 ～ 3 次，每 10 天为一个疗程，大约服用一个疗程之后恶露就会消失，服用两个疗程疾病就能够被治愈。

通常情况下，恶露不止和细菌感染有密切关系。生子之后，女性的身体会变得脆弱，受很大的伤害：胎盘剥落会导致子宫伤口创面；胎儿娩出过程很可能会导致子宫颈口撕裂、会阴撕裂；剖腹产会大伤女性元气……这些创面都会为细菌感染提供入侵途径，使得子宫久久不能修复，导致血液、细菌、黏液等不断从阴道排出，形成恶露不止。

此方剂之中，蒲公英味道甘苦、性寒、无毒。内含蒲公英甾醇、普通英素、蒲公英苦素等成分，古代医籍上记载蒲公英具有清热解毒、消肿散结、利尿通淋之功。现代药理学研究证明，蒲公英的抗菌消炎功效很强，在妇科患者中经常会应用到，在治疗急性乳腺炎、盆腔炎、输卵管炎、阴道炎的中药方剂之中加有蒲公英这味药。

虽然现在医学比较发达，为了防止感染、促进子宫修复，经常会给产妇注射抗生素类药物，但是抗生素的滥用却为现在严重的耐药性提供了条件。因此，即使生产过后产妇应用了抗生素，也还是很有可能出现恶露不止，使用蒲公英却不会产生毒副作用，也不会增强细菌耐药性，同时具有一定的疏通乳腺管、促进乳腺分泌的作用，非常适合产后妇女。

四物汤，补血益气的产后汤

前几天，张大妈突然跑到诊所，说她的女儿生完孩子出院之后，身体虚弱、四肢无力，问我有没有什么方剂能够改善他的虚弱症状。

我告诉她，这个时候千万不能让她的女儿吃大量补品，因为中医有“虚不受补”之说，此时吃大量补品只会加重胃肠负担。况且女性刚生过孩子，身体中的毒素尚未排尽，急于进补，毒素就会淤积在体内，导致各种疾病。

张大妈一听此话，顿时焦急万分，不知如何是好。我告诉她，不用着急，产妇进补之前一定要将体内毒素清理干净，取 10 ～ 15 克山楂煎汁，再加些红糖，其中，山楂具有活血散瘀之功，红糖能够补益气血、缓中止痛、活血化瘀。如果产后伤口并未感染，也没有感冒或余火未尽，则可用中药进补。

我为她开了四物汤。四物汤出自《太平惠民和剂局方》，中医称之为“妇科养血第一方”，具有行气、活血、行血之功，有当归、川芎、熟地黄、白芍。每天早晚空腹服用此方即可。此方剂之中，白芍可柔肝养血，熟地黄可滋阴补血，川芎可行气开郁、活血止痛，当归可调经止痛。四味药同用能够滋补气血。

很多女性在生产过程中由于种种原因变得忧郁，慢慢地形成了“产妇综合征”，此时喝上几副四物汤即可解郁。四物汤中的川芎可开郁、活血止痛，气血郁结的问题解决了，补血的过程也就非常容易了。

四物汤中的四味药可随意增减，衍化出的方剂不计其数，四味药比例不同，功效也不尽相同。比如，重用熟地、当归，轻用川芎即为补血良方；轻用川芎、当归，可助孕妇安胎；重用当归、川芎，轻用白芍则可治疗经量减少、血瘀型闭经等。配合桃仁、红花两味药就成了养血活血的“桃花四物汤”，可以调血补血，改善面色苍白、肌肤粗糙等。

没过几天，张大妈又来到诊所，说她女儿的症状已经得到了缓解，但是四物汤的中药气味实在难闻，难以下咽，想问我有没有什么方法改善其滋味。

我告诉张大妈，应用老母鸡来炖四物汤，入口时既有鸡肉的香味，也有淡淡的中药味，入口容易。张大妈听后非常高兴，赶忙回家为女儿准备。

女人从月经开始损耗血液和阴精，生育的时候损耗会更大，俗话说得好："一个孩子三桶血"。一个健康生命的孕育过程实际上就是耗血失阴的过程，肝脏得到血液的滋养才会有视物能力，足得血液滋养才可行走，手掌得血液滋养才能握物……人体由内到外组织器官的滋养都离不开血液，是维持人体生命活动的基础。

不仅是在月子里，即使普通女性想要有好气色，也应当从年轻时开始服四物汤，但是应当在经血排净之后，经期不宜进补，也不宜服用药物。此方剂每次连服5天即可，不但能够减轻痛经、腹胀等症，还可防止肌肤衰老，让女性由内而外散发自然美丽。

在这里要注意一点，对于产妇来说，四物汤应在生化汤之后服用，喝过生化汤再喝四物汤，补血的效果更佳。

生化汤，女人产后第一汤

生孩子对于女人来说可是一生中的大事了，母亲平安、孩子健康也是一家人的心愿。可是，很多女人，尤其是现代女性，并没有将坐月子当回事，认为孩子生完了就可以了。然而事实并非如此，只有坐好月子，才能让自己真正地健康、幸福起来。

我的朋友刚刚生过孩子不久，一天亲自到我的门诊来，我很是惊讶，刚刚生过孩子没多久，怎么不在家里休息跑到我这里来了？原来是这位妈妈出了麻烦，她说自己从生完孩子到现在已经 2 个多月了，可是阴道流血仍然没干净，时多时少，断断续续，很麻烦。我问她："你在月子里喝生化汤了吗？"她却一脸无辜地看着我说："生化汤？什么生化汤？"

生化汤为清代著名医家傅山所编写，收录在《傅青主女科》一书当中。妇女产后多虚、多瘀，生化汤里面的当归具有补血活血之功，川芎具有活血行气之功，桃仁具有活血祛瘀之功，炮姜具有温经止血之功，甘草具有补脾益气、缓和药性之功。将上述药物配合使用，能够治疗产后血虚、防止寒邪乘虚而入、寒凝血瘀，留阻胞宫至恶露不行，进而引发小腹冷痛。此方剂能够温经散寒、养血化瘀，促进新血生、瘀血化，去瘀生新，所以名为"生化汤"。

无论是顺产还是剖腹产，胎儿和胎盘组织娩出后，子宫都会靠肌肉收缩让血管受压迫而止血。如果收缩不好，血管就会持续开放，进而导致出血不止。如果形成的血块积存在子宫腔中，就会对子宫肌肉层的收缩产生负面影响，出血情形会恶化，因此重点工作就是如何维持子宫肌肉层收缩。接下来就是子宫内膜层重建再生的问题，这与再次怀孕的过程密切相关，这个过程通常始于产后两三天，除了当初胎盘着床部分之外，其余子宫内膜新生在产后 7 ～ 10 天完成。胎盘着床部分的子宫内膜再生会更复杂些，这部分血栓块要剥落，新的子宫内膜才可以长得完整。通常剥落的过程约 2 周，有时甚至要 6 周。所以，喝生化汤最好在产后 2 周内。

产后 2 周之后，恶露已行，瘀血排出通畅，没有出现小腹疼痛等症的产妇无须服用生化汤。因为这类女性服用生化汤反而会对子宫内膜新生产生负面影响，使得新生子宫内膜不稳定，导致血不止。这也是常见的副作用。

如果为剖腹产的话，医生通常都会开子宫收缩剂，为了避免加强效果，最好出院之后再服用生化汤。生化汤通常每天 1 剂，分成早晚两次服用，自然产约服 7 剂，剖腹产约服 5 剂，空腹喝效果更好。生化汤通常需要经过中医师诊断，并配合产妇体质使用。如果产妇患有感冒、发烧、感染发炎、异常出血、咳嗽、喉咙痛等症状要尽快回诊，不能继续服用生化汤。如果服用生化汤后拉肚子，也要及时咨询中医师。

很多新手妈妈们总是腰疼、肩膀疼、胳膊酸，询问医师之后才知道，这都是月子里落下的病根，此时再想治愈产后导致的各种病症可就难了。分娩的过程中，产妇筋骨腠理大开，并且会伴随着疼痛、创伤、出血，体能迅速下降，稍有不慎，风寒就会侵入体内，导致月子病。

我们知道，女性月经周期为28天，也是女人气血运行的一个周期，产后调养至少需要28天的时间，因此老百姓将产后调养的那段时间称为“坐月子”。

“坐月子”的目的是休息整顿、修复创伤，同时为哺乳、带孩子等过程打基础，此时如果有寒邪入侵，无异于雪上加霜。所以，坐月子忌讳寒凉之物，应食用温补性食物。温补能够将体内阳气升发起来，同时清理体内垃圾。若寒凉之物侵入人体，寒凝气滞，垃圾、毒素等就会难以排出，淤在卵巢、子宫中形成血块，久而久之就引发了严重的妇科病。

我的这个朋友是典型的爱美女性，产后为尽快恢复身材，生产过后就用束缚带捆着自己的肚子，之后吃了很多减肥食物，如生黄瓜、生番茄、排毒汤等。爱美虽然是女人的天性，可在这最关键时刻，恢复体能、保持身体健康才最为重要。美容专家经常说，女性的一生中共有3次机会调整自己体型，让自己恢复青春、美丽和健康，这3个阶段分别为初潮期、生产后、更年期。而生产后为最重要的阶段，这个时期，整个人的身体就如同敞开的大门，能够将怀孕时积累的多余积水、毒素排出体外，通过正确补养让身体更加健康。

想要排出体内多余水分、毒素、恶露，第1周应当每天喝生化汤，吃麻油炒猪肝，喝煮开的米酒，尽量少喝水、少吃盐，烹调菜肴不放醋、酱油。一周之后，体内多余水分就能够被基本排尽，剖腹产第2周可以继续喝生化汤，顺产可以吃炒腰子。古人有云：“吃什么补什么”，多吃炒腰子能够壮腰身。很多妇女产后都会面临腰痛，如果坐月子的时候常吃炒腰子，症状就能够被大大缓解。

在过去，不管是农村还是城市，生过小孩后都会先炖点鸡补身，补充失去体液。因为鸡汤为酸性，可以入肝，而肝藏血，是女子先天之本，女人补身子应先补肝。但是要注意，鸡汤最好在生产半个月之后吃，因为前期产妇身体虚弱，而“虚不受补”，也就是说此时即使吃了营养丰富的食物，身体也是难以吸收的，只会增加身体负担。等到身体中多余水分排空后再喝鸡汤，对身体大有益处。

老人们常说，“月子病月子治”。也就是说，有条件的话可以再生一个，在月子中好好调理。对于朋友出现的阴道出血问题，我为她开了两瓶益母草膏，具有止血之功。临走前朋友问我，生化汤的方剂都包含哪些中药材呢？

我对她说，生化汤非常简单，主要构成中药材包括当归 40 克、川芎 30 克、桃仁 3 克、蜜甘草 3 克、炮姜 3 克，一同放入锅中用水煎服，喝过之后能够恢复体力、排出恶露。

快速回乳用麦芽

金女士不久以前生了一个女儿，奶水非常足，不仅满足孩子的需求，每天都感觉非常胀，非常疼的时候只能用手挤掉，才能感觉好一些。半年后，即将回归工作岗位，她不得不给孩子断奶。

回到单位工作之后，金女士的乳房还是感觉非常胀痛，奶水流出来将衣服浸湿，让她觉得感觉非常尴尬，一天去好几次厕所清理。她开始觉得这种情况是正常的，所以也没有到医院检查。一天她的同事到我这里看病，正好她到附近办事，于是一起来了。她的同事诊断完以后，突然想起了金女士的烦恼，于是希望我顺便帮她诊断一下，出出主意。

与金女士交谈之后，我对她说，如果她再早一些到我这里，不但能够避免这些尴尬，还能断乳、回乳。

接着，我告诉了她一个可以快速回乳的方法：选取 1 两生麦芽或炒麦芽，放锅中，加入适量的水，先浸泡 30 分钟，然后以武火煮沸，然后再以文火煎煮 20 分钟，去除渣宰，取出约 300 毫升的汁液，当作茶水，日常饮用，一日内服完，一般 2 天以后就能看到效果。金女士按照我说的方子进行，第二天她就看到了效果，奶水已经明显地减少了。再服用一天，成功回奶了。

麦芽用于回乳的方法已经有上千年的历史了。在明代的《滇南本草》有“麦芽治妇人奶乳不收、乳汁不止”的记载。而在《药品化义》中写道：“大麦芽……若女人气血壮盛，或产后无儿饮乳，乳房胀痛，丹溪用此二两……分作四服立消……迅速如此，勿轻视之”。

现代医学更加明确了麦芽回乳的原因：产生乳汁与孕妇体内的催乳素有着非常密切的关系。身体内的催乳素含量高，则乳汁多，反之则乳汁少。麦芽当中有一种麦角胺类化合物，可以抑制催乳素的合成。例如说，有的妇女患上了“高催乳素血症”，医生就会令其服用大剂量麦芽汁后，血液之中的催乳素浓度就会下降。催乳素少了，也就从根本上遏制了奶水的流出，达到回乳之效。此外，研究还表明，麦芽当中的维生素B也与抑制催乳素产生有关。维生素B可以促进大脑内多巴胺的生成，从而减少了催乳素的含量。因此在临床当中，维生素B也被经常用来断乳。麦芽富含麦角胺类化合物和维生素B，两者相结合，自然让回乳非常容易做到。

但是需要提醒的是，麦芽回乳是利用生麦芽或是炒过的麦芽，长期以来都是争议不断的。古籍医书当中的记载也不相同，不过根据现代医学实验表明，生麦芽与炒麦芽作用区别不大。炒与不炒皆可，最重要的是保证麦芽的用量，必须要用大剂量麦芽，才能见到明显的效果，否则不仅不能够回乳，还会变成催乳。中医当中有一句话是“中医不传之秘在于用量”，可见，煎药时必须注意用药量。

chapter 9

| 第九章 |

儿童疾病小偏方，花小钱儿奏大效

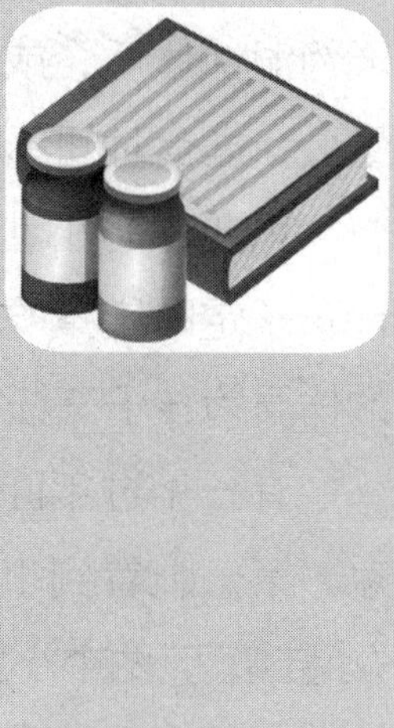

小儿肥胖，就吃苦瓜炒鸡蛋

现代人的生活水平越来越高，而“小胖墩儿”的出现频率也随之上升。很多家长认为肥胖说明孩子的营养到位了，是一种健康的表现。其实不然，儿童肥胖不仅会影响到儿童的外在形象，还会直接影响孩子的健康和智力，增加孩子成年后患高血压、冠心病、糖尿病等症的危险。所以，小儿肥胖一定要及早预防、及早治疗。

导致小儿肥胖的原因主要有两方面：先天和后天。如果孩子先天为湿性体质，或后天食物摄入太过单一、饮食结构不合理或饮食量大、进食时间不合理等，均会导致小儿肥胖。

想要预防小儿肥胖，应当从小养成孩子良好的饮食习惯着手，让孩子定时定量吃食物。如果孩子已经有肥胖迹象，可以根据孩子的体质为孩子烹饪有针对性的膳食，辅助孩子降体重。

有一年过年回老家探亲，刚好姑姑也带着6岁的孙子小童回老家。第一眼看到小童时我有些惊讶，因为他简直就可以称得上是个“小胖墩”，两个小脸蛋胖嘟嘟，还挺着个小肚腩。其他亲戚家的小朋友都凑成一堆玩耍，小童却靠在沙发上看电视，看起来无精打采的，也不跟别人说话。听姑姑说，别看这孩子很胖，其实吃不了多少饭。

客人们陆陆续续走了，只有姑姑和小童留住在家中，晚上吃过饭后，我给小童把了把脉，断定这孩子并不是真的肥胖，其实就是我们平时所说的“虚胖”，主要为体内痰湿内盛所致。体内痰湿之邪存于皮下，就引发了肥胖。导致体内痰湿内盛的重要原因就是脾虚。

脾主管将吃下去的水、食物吸收，同时运化为津液类物质。若脾气虚弱，吃下去的食物无法得到运化，就会转化成脂肪，诱发肥胖。而且，痰湿之邪会使人出现头脑混沌、精神不振、疲倦等。

姑姑说一开始是打算为孩子减肥，可这孩子吃的又不多，减少食量担心会影响到孩子的正常成长。锻炼身体也不是很现实，每次想带着他出去跑步，他就会又吵又闹不愿意，父母因为这件事没少责骂孩子，但都无济于事。

我告诉姑姑，小童出现的肥胖单靠控制饮食、运动是不行的，应当从除痰湿入手。我告诉姑姑一道菜——苦瓜炒鸡蛋，这道菜肴非常不错，有健脾气、清心火之功，可以辅助治疗小童的肥胖。

具体烹调方法：取苦瓜 1 根、鸡蛋 3 个，精盐、胡椒各适量。先将苦瓜清洗干净，去掉籽后切成细长的条状。鸡蛋打入碗中，之后放到锅中炒至七分熟。将锅置于火上，倒入适量植物油，放入苦瓜翻炒至熟，倒入鸡蛋一同翻炒，最后调入少许精盐、胡椒即可。每个星期吃上一两次，佐餐温食，每 5 次为 1 疗程。

小儿发烧，病因不同，小方不同

发烧是儿童常见病之一。从中医的角度上说，孩子属稚阴稚阳之体，身体的发育尚未完全，体内气血仍然处在充实阶段，容易受到外界伤害，发烧会使小儿身体承受更大的伤害。所以，小儿发烧后，家长要及时找出发烧的原因，及时为孩子退热。

孩子发烧的原因有很多种，依据发病原因的不同将发烧分成风寒感冒发烧、风热感冒发烧、流感发烧、内伤乳食发烧、阴虚发烧、肺胃实热，应当先分析发烧的原因，之后有针对性地退烧。

1. 风寒发烧

导致风寒发烧的主要原因是天气寒冷时没有做好保暖工作，或是在空调房内受凉，使得寒气侵袭体内。主要症状为：怕冷、发烧不高、头痛、浑身酸痛、鼻塞、流清涕、没汗等。风寒感冒导致的发烧如果不进行正确的治疗，常常会导致部分寒邪留在体内。

对于此类患儿，我常常会嘱咐家长烹调番茄牛肉汤，此汤之中会添加番茄、胡萝卜、牛肉等红色食物，均有一定的温补功效，能够帮助孩子祛除体内残留的寒邪。

具体烹调方法：取适量牛肉，处理干净后切成小丁。将锅置于火上，倒入适量清水，放入牛肉，开火烧沸，牛肉软烂时捞出。洋葱清洗干净后切成丝状，胡萝卜清洗干净后切成棱形，西红柿清洗干净后切成块状，大葱清洗干净后切碎，大蒜清洗干净后拍碎。将锅置于火上，倒入适量植物油，放入葱花爆香，再放入番茄翻炒至软烂，下牛肉块、蒜瓣，倒入适量清水，炖半小时左右。放入洋葱、胡萝卜，继续炖 10 分钟，调入适量盐、味精即可。

2. 风热感冒发烧

导致风热感冒发烧的原因多为自然界暑湿之气入侵孩子体内，主要表现为：发烧较重、汗多、鼻塞、流浊涕、咽喉红、舌尖红。此类型发热通常出现在春夏季节，感染风热感冒后，身体中常会遗留热邪作祟。对于此类患儿，我常常会嘱咐父母烹调胡萝卜炒丝瓜。因为胡萝卜、丝瓜有行气、清热之功，能够祛除体内残留热邪，保持肌腠、二便通常。

具体烹调方法：取木耳 10 克，胡萝卜 120 克，丝瓜 200 克，冬菜、盐各适量。将黑木耳泡发后清洗干净，胡萝卜清洗干净后切成片状，丝瓜清洗干净后去皮，切成块状；胡萝卜、木耳先放到沸水中焯一下，捞出，沥干水分。将锅置于火上，油热后，下冬菜爆香，放入丝瓜翻炒至变软，加入胡萝卜、木耳翻炒，调入适量盐即可。

3. 流感发烧

流感发烧通常为传染性细菌引发，主要症状包括：突然发高烧，头痛、浑身肌肉痛、咳嗽、疲倦，甚至呕吐、拉肚子等。年纪稍小的孩子不知道如何表达身体的不适，常常会又哭又闹，即使不哭闹，也会显得没精打采的。流感发热容易出现在秋冬季节或春夏季节交替之时。因为季节变换时，肌肤腠理之开闭、调节能力相对较差。

对于此类型患儿，我通常会嘱咐家长用金银花、薄荷一同煮水让孩子喝下。不过有一点要强调，脾胃虚寒、气虚疮疡脓清的孩子不宜饮用，以免加重病情。

4. 内伤乳食发烧

孩子脾胃娇嫩，内伤乳食发热多为孩子胡乱吃东西不消化，食物堆积于胃所致。主要症状为：孩子不愿意吃东西、又哭又闹，发烧，但不是很高。将鼻子凑到孩子的嘴边，会闻到酸腐味道，食物堆积于体内不被吸收，会释放毒素，对身体产生不良影响。因此，父母应当让孩子养成良好的饮食习惯，千万不可让孩子暴饮暴食。

对于此类患儿，我通常会嘱咐家长为孩子泡上一杯山楂茶，有健胃消食之功。具体做法：取几片山楂放到干净的杯子中，倒入适量沸水，代替茶来饮用。

5. 阴虚发烧

阴虚发热容易出现在午后，主要症状为：手脚发热、夜间睡觉出汗、食欲下降、舌头发红、舌苔少。一般来说，身材瘦小的孩子容易出现阴虚发烧。

对于此类患儿，我通常会嘱咐父母烹调一道生地粥，可以辅助治疗阴虚发热。生地粥中的生地黄有清热凉血之功，为治疗阴虚发热的佳品。

具体烹调方法：取生地 30 克、南沙参和麦冬各 15 克、鸡蛋 1 个、粳米 100 克、精盐少许。将生地、沙参、麦冬、芦根、粳米分别清洗干净后放到锅中，加适量清水，开大火煮沸，之后转成小火继续煮半小时左右，倒入蛋液，搅成蛋黄，调入少许精盐，继续煮 5 分钟，关火即可。每天吃 1 ～ 2 次，当成主食食用，温热食用，3 ～ 5 天为 1 疗程。

6. 肺胃实热

肺胃实热也会导致发烧，肺胃实热的外在表现为：体温较高、面色泛红、口渴、出汗较多、呼吸急促、不思饮食、烦躁哭闹、便秘等。治疗此类发热要从清肺热、胃热着手，吃些有清湿热、肺热、健脾胃之功的食物，如苦瓜、丝瓜、黄瓜等。

对于此类患儿，我经常会嘱咐父母烹一道猪肉炒三瓜片，可以辅助治疗肺胃实热，不但有除烦去燥之功，还可滋阴生津，非常适合肺胃湿热等症。从中医的角度上说，猪肉能治疗热病伤津、消渴瘦弱、燥咳、便秘等症；丝瓜有生津止渴、解暑除烦之功，可治疗热病口渴、身热烦躁；黄瓜、苦瓜有清热解毒之功。将几种食材搭配，健脾胃、清肺热之功更甚。

具体烹调方法：取猪肉 150 克，丝瓜 100 克，黄瓜、苦瓜各 60 克。将猪肉清洗干净后切成丝状，丝瓜、黄瓜清洗干净后去籽，对半切开，切成斜片。将锅置于火上，倒入适量植物油，油热后，放入猪肉丝炒熟。另取一炒锅，倒入适量植物油，油温上升后，放入三瓜片，炒至八分熟，加猪肉丝一同翻炒，调入适量盐、味精，翻炒均匀即可。每个星期吃两三次，5 ～ 7 次为一疗程。

小儿痱子，就喝清痱汤

夏季天气炎热，空气温度较大，孩子的汗液不能及时排出，滞留汗液会渗透到肌肤周围组织，产生痱子。中医称痱子为“汗疹”，认为是湿郁腠理、热蕴肌肤、肌腠无法发泄所致。

如何避免孩子身上长痱子成了家长们热切关注的问题，想要防止孩子身上长痱子，必须保持孩子的身体干爽。孩子好动，常常出汗，所以要尽量为孩子挑选棉质的衣服；孩子出汗时，及时为孩子擦干汗水；勤给孩子洗澡，保持孩子皮肤的清洁；给孩子涂一些适合的、品质有保障的爽身粉。

儿子小的时候非常好动，记得有一次，儿子中午要出去玩，老家河道很多，我担心儿子下河游泳，就在家里的水缸中灌满水，让儿子在水缸里泡着。一看到水，儿子非常开心，立刻断了出去玩的念头，可是中午过去之后，儿子的屁股上长了很多又红又大的痱子，痛痒难耐，儿子闹个不停。那个时候还没有痱子粉一说，我就给儿子熬了些清痱汤，喝了两天，痱子就消失了。

下面为家长们详细介绍一下清痱汤，帮助孩子消除痱子的同时让父母不再为孩子担心，具体做法：取豇豆 20 克、绿豆 30 克、鲜荷叶10克，先将豇豆、绿豆清洗干净，放入水中泡胀，捞出，一同放入锅中，加500毫升水煎汤，煮15分钟左右，加入清洗干净的鲜荷叶继续煮5分钟左右，过滤去渣，调入适量白糖即可。可以代替茶来饮用，每天饮用适量，连续饮3～5次。

《本草从新》中有记载，豇豆有清热解毒之功；绿豆有清热之功，可清暑开胃；荷叶可清心解暑、散瘀止血、消肿祛湿，将三种食材搭配在一起，能够治疗湿热郁结在肌肤引发的痱子。不过要注意，豇豆一定要煮熟，否则可能会诱发腹胀。

小儿咳嗽，汤粥就能止咳

咳嗽是小儿常见病，孩子身体的各个脏腑、器官尚处在发育状态，对外界环境的适应能力相对较差，非常容易受外邪侵袭。如果孩子从出生开始体质较差，或是后天病愈后脾肺功能受损，就更容易患上咳嗽了。

如果孩子出现的咳嗽是风寒所致，表现为咳嗽、痰白、质地清晰、咽喉痒、声音厚重、流清涕、怕冷、身体无汗、全身酸痛，此时就要让孩子适当吃些有散风寒、祛湿邪功效的食物。我推荐番茄芥菜汤。

具体烹调方法为：取300克芥菜，去掉杂质后清洗干净，切成小段。番茄清洗干净后去皮，切成片状。把芥菜段、番茄片、少许干紫菜一同放入锅中，加适量清水，开大火烧沸，之后转成小火继续煮半小时左右，调入少许味精、盐即可。

芥菜味辛、性温，有宣肺清痰、温中利气之功，且入肺、肾、胃三经，因此对消化也有很大帮助。番茄中富含维生素 A、维生素 C，可以增强人体抗病能力，帮助人体抗炎。从中医的角度上说，番茄味甘酸，性微寒，有生津止渴、健胃消食之功，可以治疗感冒导致的口渴、食欲下降等症。番茄与芥菜搭配，一个性寒、一个性热。所以，此汤既不会上火，也不会使得人被寒凉所伤。此外，紫菜里面富含多种微量元素，可以补充营养、提升机体抗病能力。

番茄芥菜汤微咸，有散风寒、祛湿邪之功，非常适合感染风寒感冒的孩子吃。成人喝此汤，亦可以抵御风寒。

如果孩子出现的是风热咳嗽，会表现出以下症状：咳嗽、痰黄而稠、咽喉痛、流浊涕、发热口渴、舌尖红，治愈此类咳嗽应当以疏风清热、宣肺止咳为主。对于此类患儿，我经常会为家长推荐蜜汁梨。

具体烹调方法：取 1 个鸭梨，清洗干净后削掉外皮，在靠近梨蒂处横切一刀，挖去梨核，倒入蜂蜜，之后将切下的梨蒂盖好。口朝上放到碗中，之后将碗放到蒸锅内，水沸后继续蒸 10 分钟，趁热吃梨。

此偏方之中，不管是梨还是蜂蜜，都有润肺止咳之功，二者搭配，可疏风清热、宣肺止咳。

如果孩子出现的是痰湿咳嗽，表现出以下症状：咳嗽痰多、色白，质地清稀，胸闷，胃口差，精神疲倦，浑身无力，舌色淡等。治疗的过程中应当以健脾行气、温化痰浊、肃降肺气为主。治疗此类咳嗽，我经常会为家长推荐陈皮杏仁粥。

具体烹调方法：取陈皮、杏仁各适量，清洗干净。粳米适量，淘洗洗干净，一同放入锅中，加适量清水，熬煮至粥熟即可。

陈皮有理气健脾、燥湿化痰之功，能够治疗胸脘胀满、食少吐泻、咳嗽痰多等症；杏仁有止咳平喘、润肠通便之功。二者搭配，能够很好地治疗痰湿咳嗽。

因肺虚而出现咳嗽的孩子表现出来的主要症状为：声音不响，痰白而清稀，面色白，浑身无力，懒得动、说话，声音低，怕冷，爱出汗，舌色淡。此类咳嗽容易出现在体质较弱的孩子身上。对于此类患儿，我通常会为家长们推荐百合猪肺汤。

具体烹调方法：取猪肺半个，清洗干净后切成小块。百合 15 克，与猪肺一同放入锅中，加适量清水熬煮，调入料酒、食盐，开大火煮沸，之后转成小火继续炖 1 个小时。

此药膳之中，猪肺可补肺虚；百合有润肺止咳、清心安神之功，二者搭配，可疏风清热、宣肺止咳。

小儿百日咳，冲服大蒜白糖

百日咳是百日咳杆菌引发的急性呼吸道传染病，病程长达 2～3 个月，因而得名“百日咳”。百日咳俗名“鸡咳”，新生儿、婴儿患上此病易发生窒息，甚至会危及生命安全。

患者为此病的唯一传染源，从潜伏期末到病后 6 个星期都有传染性，发病第一个星期传染性最强，主要通过飞沫进行传播。普遍易感，幼儿的发病率最高，母体没有足够保护性抗体传给胎儿。因此，6 个月以下的婴幼儿发病率较高，病后能获得持久免疫力，几乎不会再发作此病。

百日咳的潜伏期为 2 ～ 20 天，通常为 7 ～ 10 天，病程可以分成 3 期。

1. 第 1 期——黏膜期

从起病到痉咳出现，7 ～ 10 天，最开始会出现类似上呼吸道感染症状，包括低热、咳嗽、流涕、喷嚏等。3 ～ 4 天之后，其他症状虽然好转，不过咳嗽会加重，此时期传染性最强，治疗效果最佳。

2. 第 2 期——阵发期

咳嗽从单声咳嗽变成阵咳，连续咳嗽十几声到数十声的短促咳嗽，之后是一次深长的吸气。因声门仍然处在收缩状态，因此发出鸡鸣一样的声音，而后是一串阵咳，反复至咳出黏稠痰液或吐出胃内容物即可。每次阵咳都会持续几分钟，每天咳十数次至数十次，并且夜间比白天严重。此时期短则持续 1 ～ 2 个星期，长则持续 2 个月。

3. 第 3 期——恢复期

阵发性痉咳逐渐减少至停止，鸡鸣样吼声消失，这个时期一般会持续 2 ～ 3 个星期，不过如果伴随着并发症会持续几个月的时间。

对于百日咳的治疗，可以采取大蒜白糖的方法，具体做法：取大蒜头适量，去皮后捣烂，调入 15 克白糖，半小时后用开水冲服。连服 2 天就能治。

大蒜中含有硫化丙烯，这是一种辣素，能够杀灭病原菌、寄生虫等，还能治疗感冒等呼吸系统感染病症，有保护肝脏、心血管、防癌之功。大蒜中所含的硫化合物有非常好的抗菌消炎之功，能够抑制、杀灭各种球菌、杆菌、真菌、病毒等，为已知的天然植物里面抗菌的佳品。

小儿痰稠咯不出，就吃雪梨膏

孩子是易感人群，很容易患上感冒，而感冒最常见的症状就是咳嗽。多数孩子不会咳嗽，更不会咯痰，因为痰液黏稠，阻塞在气管中。因此，孩子咳嗽的时候通常会把小脸憋得通红，咳嗽得太剧烈，甚至会出现呕吐，很多家长看到孩子咳嗽得厉害时，心里着实难受。

对于此类儿童，我常常会推荐家长雪梨汤，不过此方仅仅适用于轻症的风热感冒导致的咳嗽，对于病入里而引发的痰黏稠效果不怎么明显，此时可以给孩子熬些雪梨膏吃。

具体做法：取 1 个 250 毫升的杯子、1 个雪梨，清洗干净后榨 1 杯雪梨汁，取适量生姜榨 1/4 杯姜汁，将雪梨汁、生姜汁混合在一起，调入 1/2 杯的蜂蜜，放入 50 克研好的薄荷末，一同搅拌均匀，放到锅中，加 4 杯水，开小火煮 1 个小时左右即可。

此偏方之中，雪梨性凉，有润肺生津之功，能够稀释痰液；生姜性温，有调理脾胃之功，能够将痰液化开；薄荷有清热解毒、除痰开窍之功，能够彻底清除痰液。

喝雪梨膏没有特定的时间、用量限制，只要孩子想喝、愿意喝，家长就可以让孩子喝，一天喝上个五六次也是没有关系的。并且，雪梨膏适合咳痰、痰液黏稠的孩子。

很多祛痰中药汤剂、中成药药味重，孩子服用此类药的时候又哭又闹，即使咽下去了还会吐出来，家长看了难免会心疼，吐出的药也没了功效。很多祛痰西药虽然味道容易被孩子接受，不过多是治标不治本的药物，可能喝药时症状得到了缓解，过几天停药症状又复发了，反反复复。

自制的雪梨膏可以在润肺的基础上祛痰，而且药性柔和。我们的肺为娇脏，而孩子的肺就更稚嫩了，药性太大势必会伤及肺脏。雪梨膏味甜，稍微有些凉，常受孩子们的欢迎。

对于此类患儿，家长们还要注意保持周围环境湿润，必要时可配备加湿器，让室内的相对湿度保持在 40% ～ 60%。对于婴幼儿来说，室内温度不宜太高。

那如何控制湿度为 40% ～ 60% 呢？很简单，室内空气干燥，鼻子会发干，之后会觉得口干咽燥，如果湿度在这个范围内，鼻子会觉得很舒服。

冬季时，孩子容易因着凉而咳嗽，而到了夏季，孩子又易因伤热而咳嗽。其实，无论是由寒转热，还是由热转咳黏稠痰，都是病情逐渐加重的必经阶段。若孩子的痰黏稠没能得到及时治疗，黏痰会阻塞肺，久而久之就发展成喘，喘会伤肺，难以根治，外感疾病就变成了内伤。所以，家长们一定要重视孩子出现的咳嗽、有痰等，在咳嗽、有痰早期给孩子做上一道雪梨膏。

小儿蛔虫病，就吃生南瓜子

蛔虫即人体肠道中最大的寄生线虫，感染率高达 70%。蛔虫成虫在小肠中产卵，虫卵会随着粪便排出体外，虫卵存在于水中或附着在果蔬上时，会从口进入体内，进而感染蛔虫病。

蛔虫病就是指人或动物感染蛔虫，蛔虫寄生到小肠内，吸收小肠里面的营养物质，通过摄取肠道中半消化的食物生存。所以，感染蛔虫病后很容易出现营养不良。

记得有一次，一位老人带着一个孩子来诊所看病，那孩子面黄肌瘦，看上去干巴巴的。老人说，孩子的父母常年在外打工，家中就剩下祖孙两个人，老人宠着孩子，对孩子的管教并不严格。孩子从小就喜欢吃方便面，一到吃饭的时候就哭闹不止，吵着要吃方便面，老人有时候拗不过孩子，也就依着他了，所以这孩子从小就消瘦。等到孩子稍大一点，常常腹痛、大便干稀不调，吃饭也提不起食欲。老人想，这孩子从小没吃过打虫药，会不会是肚子里有虫子，就赶忙带着孩子到诊所来。

经过诊断后，我断定这孩子患上了蛔虫病，嘱咐老人回家之后让孩子营养、饮食均衡，而不是惯着孩子成天吃垃圾食品。我没有给孩子开打虫药，而是让老人回去找些生南瓜子来，取生南瓜子 20

粒，去掉壳，饭前空腹吃下，第二天虫子就会随着大便排出体外。

南瓜子有杀灭人体中寄生虫的作用，而且还可以杀灭血吸虫。不过要注意，一次不能吃太多南瓜子，因为摄入量太多可能会诱发头昏。胃热者也应少食，以免出现腹胀、腹闷等症。

小儿蛲虫病，就用苦楝子

小儿蛲虫病主要是由于患者感染蛲虫所致，虽常见的传播途径为“粪—口—手”，但孩子接触过带蛲虫卵的玩具、食物、衣服后，会从口鼻吸入空气里面飞扬的蛲虫卵，之后吞入消化道，进而感染蛲虫病。雌性蛲虫喜欢夜间爬行于肛门周围产卵，虫卵受到雌虫刺激，患儿通常会在夜间感到奇痒难当，若孩子伸手抓肛门，手指上会沾些蛲虫卵，小儿有吮吸手指的习惯，没洗净手吃东西会再度受感染。

记得有一次，一位老爷爷带着孙子来到诊所，老爷爷愁眉不展，小孩子干瘦矮小。仔细询问才得知，原来小孩儿最近晚上常常不肯睡觉，烦躁不安，晚上睡觉时常常用手挠肛门，小嘴一嘟，吵着说痒。而且，饭也吃不好，有时候有些恶心、呕吐。

我让老爷爷别着急，我给孩子做了些基本检查，结果发现，孩子的肛门周围已经被抓烂，而且在他的肛门处发现了些像白色线头一样的小虫子。由此可以断定，孩子患的是小儿蛲虫病。

我告诉老人一个治疗此症的方法：苦楝子。取1个成熟的苦楝子，清洗干净后放到热水里面泡软，塞到肛门内，每天晚上睡觉以前换1个，连续用5天就可以了。

苦楝子是个老方子，不管男女老少都能用来治疗蛲虫病，无副作用和痛苦，非常适合儿童患者。苦楝子的树皮、果实都能入药，并且历史悠久，有杀虫、杀菌之功，味苦、性寒、有毒，是杀虫燥湿的佳品，入脾胃经，可以治疗蛔虫、驱蛲虫。

小孩子患此病，会变得焦虑不安，用苦楝子塞肛门，在病变位置直接用药效果非常不错。现代医学研究发现，用苦楝子治蛲虫效果最佳，因为苦楝子之中含多种杀虫活性物质，苦楝素对某些虫类有诱杀作用。

采用肛门塞苦楝子的方法治疗蛲虫病要注意塞后卧床休息，等到第二天就能排出苦楝子。与患者同床的人应当一同治疗，每天用热水煮洗内裤。家长应当教育孩子要讲卫生，经常让孩子洗手，避免咬手指，这样，蛲虫病的患病概率就会大大降低。

小儿疳积，豆茸酿鸭梨疗效好

小儿疳积是儿童常见病，容易出现在1～5岁的孩子身上，主要是喂养不当或某些疾病损伤脾胃所致。要知道，孩子的脾胃尚稚嫩，并非吃得越多越好，如果喂食过早或是让孩子吃太多肥腻、生冷食物，就会伤及孩子的脾胃之气，耗损气血津液，产生病理上的脾气虚损，诱发疳积。

小儿疳积的主要症状为：小儿瘦弱、烦躁爱哭、睡眠不安、食欲下降、呕吐、有时腹痛、小便短黄、大便酸臭等。

父母应当控制孩子的饮食，让孩子养成不贪食、不吃零食的习惯。不要过早地给婴儿添加辅食，一般来说，婴儿 4 个月以后才开始添加辅食，并且要遵循先素后荤、先稀后干的原则。如果孩子已经出现疳积症状，家长应当及时带着孩子去看医生，饮食上让孩子多吃些助消化、健脾胃的食物，如山楂、山药等。

记得有一年，一位年轻的妈妈带着孩子到诊所看病，经过一番诊断，我发现那个孩子患的是疳积，主要为长期消化不良所致。孩子干瘦，由于长期的营养供应不到位，孩子的双足足背已经轻微水肿，身体柔弱，皮肤干燥。当时孩子患了感冒，他的妈妈是带他来看感冒病症的，孩子的声音已经有些发哑。

给孩子开了些感冒药，我对那位妈妈说孩子已经患上疳积，那位妈妈吓了一跳，赶忙问我用什么方法才能治愈。孩子年纪还小，估计汤药类的难以下咽，于是我给妈妈推荐了一款点心——豆茸酿鸭梨，让她回去之后做给孩子吃，能够辅助治疗孩子的胃疳积症状。

具体烹调方法：取鸭梨 1 个，去皮后从中间切成两半，挖掉梨心，削掉皮，口朝上放到盘子内，红豆沙分装到半个鸭梨中。取几个枇杷，切口，在其周围插 5 个松子仁。把装好红豆沙的鸭梨整齐地摆在盘子内，放到笼屉上蒸 5 分钟左右，祛除，锅中放适量清水，调入白糖、糖渍桂花，用湿淀粉勾芡，浇到枇杷上即可。饭前食用。

此偏方之中的冰糖有养阴生津、润肺止咳之功，与鸭梨搭配，能够治疗肺燥咳嗽、干咳无痰等症；桂花有润肺、生津、止咳之功；红豆有健脾养胃、利水除湿、清热解毒之功。因此，豆茸酿鸭梨可治疗小儿消化不良、皮肤干燥、肺热干咳、咽喉干痛、双足背水肿等症。此药膳味美，微甜，爽口而不腻、易消化，孩子喜欢吃，疗效好，为治疗小儿疳积的佳肴。

那位妈妈回去之后，每天让孩子吃上一些豆茸酿鸭梨，一段时间之后，妈妈带着孩子前来复诊，孩子明显比上次胖了些，皮肤也润泽多了。我嘱咐孩子母亲，等到孩子的体质恢复到常态后，督促孩子参加锻炼，因为适当的运动能够提升孩子的脾胃功能和自身免疫力，对孩子的生长发育、健康来说都大有帮助。

chapter 10

| 第十章 |

老年疾病小偏方，抗衰防老精神爽

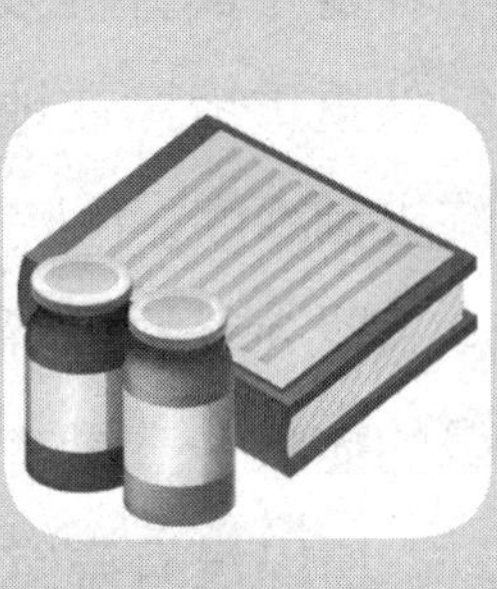

每天含一片西洋参，低血压患者的福音

罗大爷已经是我的老患者了，年近 70 岁，并无大毛病，小毛病却是很多。几个月前，罗大爷因为腰腿疼到医院治疗，差不多已经康复了，我约他再来复诊，老人却一直没有来。直到一个多月以后才来，这才得知他前些天生病住院了，起因是那天本来想过来复查，不料身子离开沙发的时候头非常晕，眼前一片漆黑，头上出冷汗，突然重重地摔在地上。摔倒时还伤到了手腕，造成骨折，于是到医院进行治疗，住院两周，回家之后又静养了两周。

罗大爷的骨折康复以后，才过来复诊，原因是他一站起来就头晕的症状一直没有消失，住院期间一直都是卧床治疗，没有户外活动，所以没有察觉。出院之后在家休养两个星期，大概每隔两天就会出现一次。老人在骨折以前也曾经出现过这种情况，但是因为很少发作，没有重视。听老人陈述完，我告诉他这主要是因为老年性低血压引起的，也称为“体位性低血压”。

虽然老年人最常见的病症为高血压，但是患有低血压的也很多。老年人由于上了年纪，身体虚弱、活动量小、代谢低下，或患上了多种老年疾病，这样就出现了多种老年低血压。低血压的临床表现为倦怠乏力、头晕目眩、胸闷气短，更为严重者可导致心脑灌注不

良，容易出现休克、晕厥、中风、心肌梗死等多种并发症，危险性非常巨大。

罗大爷听完我的话不禁感慨，他感觉自己的血压不高，还认为是好事情呢，没想到这血压低也会闯出祸来。我对他的血压进行测量，果然，才 95/55 毫米汞柱。当收缩压低于等于 90 毫米汞柱或舒张压低于等于 60 毫米汞柱时，在临床上就被定义为低血压。我叫罗大爷放心，低血压还是比较容易应对的。最简单的方法就是每天含一点西洋参。具体操作方法：切一小片西洋参，大约为拇指大小，每次含在嘴里 10 分钟，一日三次，两周为一疗程。也可以购买市场上的西洋参含片，按照说明服药。

罗大爷于是开始采用含服西洋参的办法，使用一周后，症状有了明显好转，体位性低血压的症状基本消失了。我嘱咐他要合理休息，以后应该定期服用。罗大爷欣然答应，一直到现在也没有出现头晕的症状。多次测量血压，也都稳定在 100/65 毫米汞柱以上。此外，如果不喜欢含服西洋参片，还可以冲泡黄芪水。先是采集黄芪 15 克，在热水之中浸泡约 10 分钟后饮用，一日两次，两周为一疗程。这个方法可以提升人体内的阳气，同样可以提升血压。但要论简便性来说，最好还是选择含西洋参片。

总是失眠，赶紧用交泰丸敷肚脐

有句俗话说“前三十年睡不醒，后三十年睡不着”。中老年人的失眠，是心理和生理共同作用的结果。对于不少已经离开工作岗位的老人而言，退休之前是“胜友如云”，退休后百无聊赖，这样巨大的心理落差，更是心情沉郁，难以入眠。

我们小区张伯伯就是这种情况。他今年63岁，一年前退休了，一开始感觉自己解放了，早上喝茶看报，非常悠闲。可是逐渐地，心里不安，特别是要快睡觉之前，大脑不停地运转，百感交集。刚开始的半个小时里，还能勉强进入梦乡；可到了后来，情况越来越糟，几乎一整夜睡不着觉。后来他开始服用安眠药，刚开始晚上只吃一片，就能够安然入睡了。后来开始增加药量，但是睡眠的时间也不足三个小时。由于夜晚失眠，白天就非常乏累，但就是如此，仍然是无法入睡。家里人担心他的身体状态，就带张伯伯找我，看我有什么解决的办法。

我在经过询问以后，就对张伯伯说，中医认为失眠是主要是“阴阳失调”引起的。大张伯伯的年纪大了，极容易生气亏虚，体内阴虚，又加上过多思虑、心火亢盛、内外夹攻，就会阴虚阳亢、阴阳失调，晚上失眠也就很正常了。

张伯伯听完，就忧心忡忡地说自己现在已经吃很多的安眠药，但是还是睡不好，接下来几十年，那应该怎么过啊？

我赶忙安慰，他现在已经退休了，时间充裕，所以很适合中药调理，治疗失眠。说着，我就告诉他一个方子：交泰丸敷肚脐。将黄连、肉桂研磨成粉末，然后准备若干蜂蜜，将蜂蜜、肉桂粉、黄连粉按重量比例为 10 ∶ 1 ∶ 10，共同混合调成膏状，装瓶密封备用。每晚睡觉之前先将肚脐洗干净，取膏药 5 克放置在肚脐上，外用胶布固定，第二天早晨取下来。2 周为一疗程，一般只需要使用两周。

从阴阳理论来讲，活动、清醒时属阳，静止、睡眠时为阴。五脏六腑当中，心居于上方，属火，所以为“阳”；肾居于下部，属水，可视为“阴”。老年人随着年龄的增大，肾精亏虚，极容易出现肾精亏虚。现代学者对四十岁以后的中年人的疾病进行调查，也发现以阴虚证为多。医家徐东皋曾云：“肾水不足，真阴不升，而心火独亢，不得眠者”。当阴虚不能制约住阳气，阴阳无法调和，极容易造成失眠症状。因此，调和阴阳，是中医治疗失眠的根本原则。

交泰丸由黄连、肉桂等按照一定比例进行配置，最早见于明代韩懋写的《韩氏医通》。黄连苦寒可以进入心经，清降心火而直通肾水；肉桂辛热入肾经，温升肾水而接济心火。二者阴阳调和，清心除烦，交通心肾，引火归元，自然能够治愈失眠。

现代药理研究发现，黄连、肉桂单独进行使用，其安眠、镇静的作用并不明显，但是二者相互配合，可以有效地对大脑中枢神经系统中兴奋、镇静的神经物质产生协调作用，从而起到镇定、安眠的作用。

在古代，交泰丸属于口服药。但是交泰丸口服的味道非常不好，且治疗老年人失眠的周期比较长，所以后来被改为了脐敷，更容易被患者使用、接受。

张伯伯听完以后，觉得这个方法不错，能够尝试一下，当天回家就进行了准备。后来朋友告诉我，张伯伯使用一周以后，每晚可以睡眠 5 个小时，虽然睡眠不是很熟。一个月后，睡眠时间已经增加到了 6 ～ 7 个小时，早上精力非常充足。

值得注意的是，老人失眠一般都是心阳肾阴不得调和所致，但也有可能因为脏腑功能无法调和所致，如采用这个方法得不到满意的效果，还需要辨证分清原因，进一步进行分析诊断。

尿频了，老年人千万别着急

对于不少老年人而言，尿频是一件非常伤脑筋的事情。大约是 3 年前，60 多岁的杨大爷上厕所的次数开始频繁了。特别是天气不好、气温较低时，几乎每隔一个钟头，就必须上一次厕所。

晚上也要起夜好几次，而且气温非常低，这种情况也越来越严重了。杨大爷年轻的时候曾经当过兵，如今战友们都在哈尔滨，他们多次邀请杨大爷一起聚一聚，一起喝酒、聊天，但是因为自己尿频，杨大爷不能参加。

刚开始的时候，杨大爷以为是自己上了年纪，但每年都如此，严重地影响了他的生活。最后家人带着杨大爷到医院检查，经过几次检查，基本上已经排除了糖尿病、前列腺增生、肾衰竭等疾病，但是并不确定病因。家人希望老人多做几个检查，但杨大爷非常反感不停地检查，决定找中医进行调理，经人介绍找到了我。

我接诊杨大爷以后，切了他的脉，发现肾脉非常的虚弱，再对大爷全身的症状进行询问，发现原来杨大爷不仅是尿频，经常感觉腰膝酸软、膝关非常酸痛、全身发冷，这些症状都属于肾阳虚的症状。

此外，杨大爷的症状都与气温有关，只要温度下降，各种病症都会加重或是诱发，这显然更是肾阳不足的情况。

病因找到了，开方子就容易了。益智仁、乌药、山药各 10 克，三碗水煎为一碗，每日一剂，一个月为一个疗程。或将三味药研成细粉末，每次 5 克，用水送服，同样为每日一次，三周为一个疗程。

这个方子被称为“缩泉丸”，最早见于宋代陈自明撰写的《妇人良方》。“缩”，有收敛、回缩的意思；“泉”，原指水泉，此处是指尿液。缩泉丸的作用，就是“补肾缩尿”。

从中医的角度来看，肾主水，人体的排尿功能与其关系密切。肾是如何影响人体排尿的呢？因为肾与膀胱互为表里，经络相连。小便的排泄与储留，都是依靠膀胱的气化所统管，而膀胱就是依靠肾阳温养，才能通过气化津液统御尿液。

肾气充足、温煦膀胱，人体的尿液就能得以正常代谢。但因为患者肾阳亏虚、中气下陷，膀胱失去约束，从而制约统御膀胱的功能失调，从而导致尿液多的问题。方子里的益智仁温补肾阳，乌药温肾散寒，配以山药，共奏强精固肾、温肾缩尿的作用。采用这个方法，能使肾虚得补，精气益固，驱散寒气，遗尿自止，就像泉水一样收缩，效果非常显著。

现代医学研究发现，老年人肾阳虚可能与肾上腺萎缩有着很大的关系。肾上腺分泌的激素有助于对尿液中多余的水分进行重新吸收。

当肾上腺萎缩时，所分泌的激素不断减少，肾脏重新吸收水分的能力下降，排出的尿液自然会多于正常人。而药理学实验证明，缩泉丸对肾上腺萎缩能够起到改善作用，这也是能够治疗尿频的重要原理。

杨大爷按照我的要求连续服用了三周，复诊时告诉我效果非常好，夜尿的次数正在逐渐减少，白天三四个小时才去一次厕所。我让他在服用一个疗程，尿频的状况基本消失了。最后一次见到杨大爷，他已经收拾行李，前往哈尔滨一起去看冰灯呢。

其实缩泉丸以前在药店中可以找到，但由于其利润过低，现在已经很难在药店看到，医院中也没有这个成药，所以我才给杨大爷开方自己制药。如果患者可以找到成药，不妨直接用药，更为便捷。

冬天长冻疮，泡泡这个酒

前几年冬天回老家探亲，顺便为邻里看病。下午邻居陈大爷到我家里，也是来看病的。看见他双手手背指关节与手掌连接的地方被冻得红肿，有的手上皮肤位置被冻得裂口了，有血水渗出，甚至有的地方出现了紫红色的斑块。陈大爷说近几年一到冬天手上就长冻疮，直到春天才能痊愈。在村里的诊所看过，医生告诉他，用生姜水浸泡双手有一些效果，但是不能痊愈，非要等到春天才能完全康复。

冻疮是一种末梢部位局限性炎症性皮肤病，由于受到外界寒冷的刺激，末梢部位皮肤小动脉发生痉挛，从而引起组织缺氧、缺血和细胞损伤坏死，因此会出现红肿热痛的现象，最为严重的时候会生出水疱，水疱破烂之后会糜烂、溃疡。等到溃疡康复以后，留有色素沉着或是出现各种斑纹，但等到愈合以后会非常痛痒。冻疮最大的特点是具有很高的复发率，一年生冻疮，年年生冻疮，每年都极容易复发。

我告诉陈大爷，使用生姜水泡手，是没有问题的，但就是药效不是很强，应该选择温热性质的药最好，比如辣椒。有一个这样的方子可以用：将葱白 3 两洗净后，再取 6 两的干辣椒，共同切碎后，放入一个玻璃的器皿中，然后加入高浓度酒精 5 斤，密封一周以后就是葱白辣椒酒，在患冻疮的地方不断涂抹，直到局部感觉有发热感为宜。每天涂抹 3 次。连续使用 2 周，就会有非常明显的效果。

但是需要注意的是，如果冻疮已经开始破溃，那么这个酒只能涂抹在破溃处的边缘，破溃处的伤口需要另外进行处理，用蛋黄油就非常好。将熟鸡蛋黄碾碎放入一个小铁锅之中，用小火烘烤，直到有咖啡色油状液体出来，每个鸡蛋黄大约可以提炼出数毫升的蛋黄油。冷却以后将油放置在玻璃器皿中，并且放在阴凉的地方保存。在需要使用的时候，用少量蛋黄油非常均与的涂抹在患处，一日 3 次，连续涂抹 2 周。

陈大爷是个急脾气，当天就配好了葱白辣椒酒，但是酒浸泡了两天就开始使用，同时也提取蛋黄油使用。一个星期后，手掌上的冻疮基本消失了，不到两周，冻疮完全康复，陈大爷非常高兴。我又嘱咐他，在明年冬天来临之前，可以用这个酒预防。今年有亲戚从老家过来，提及邻居陈大爷，说他有两年手上不长冻疮了，一直念叨我的医术好。

红辣椒外用，能够致使局部血管明显扩张，促进血液循环；葱白一直以来都被认为是通阳、解表、解毒、杀虫之效，根据现代医学研究发现，具有镇静、抗菌、镇痛、保护皮肤的作用。这个方子对于治疗冻疮具有显著疗效。而蛋黄之中的营养极为丰富，富含蛋白质、磷脂、维生素等，将其炒出油以后，涂在破溃的患处位置，营养能够很快被皮肤所吸收，并产生一层保护膜，能够预防感染，因此很快可以修补受损的皮肤。

自制粗盐包，赶走老寒腿

膝关节炎是一种属于中医痹证范畴的常见疾病，俗称“老寒腿”。膝关节炎常常是由于生理性老化导致的，症状表现为关节软骨营养不良、代谢异常，并出现骨刺。特别是到了大冷天，患有老寒腿的人可谓是备受煎熬啊。而夏天酷暑难耐，不开空调就热得浑身流汗，心情烦躁，但在空调房里待久了，人体的毛孔会张开，此时若不注意保暖，空调冷气就很容易入侵，导致有老寒腿的人出现关节僵硬、疼痛、畏寒等症状。

如何才治疗老寒腿呢？对于“老寒腿”的患者而言，治疗必须以驱寒为主，科学的办法就是泡脚。中医里有这样一句话“百病从寒起，寒从脚下生”。人体有 12 条经脉，其中有 6 条运行于脚部，所以泡脚有着刺激经脉运行的效果。气血充足了，血流通畅了，寒湿之邪便难以伤人了。此外，经常泡脚还对养生有着很大的益处。有句民谣说：“春天洗脚，升阳固托；夏天洗脚，暑湿可祛；秋天洗脚，肺润肠蠕；冬天洗脚，丹田温灼”。下面给大家介绍两个老偏方，特别有效。

1. 粗盐包

制作粗盐包所需的材料很简单，只要一条毛巾和两斤粗盐。首先，将毛巾对折，用线把三个边缝起来，仅留出一个洞口。缝的时候最好缝得密一些，否则粗盐颗粒有可能会漏出。取一口锅，将买来的粗盐倒入，炒热至烫手为止，然后再将粗盐从刚才预留的洞口倒入毛巾内，最后将洞口缝起来。这样，粗盐包就做好了。把做好的粗盐包放置在疼痛、怕冷的关节部位。每次热敷时间为 15 ～ 20 分钟，直到粗盐逐渐冷却。如果热敷包的温度比较高，可以在患处再多衬垫一块毛巾，防止烫伤。此外，热敷包还能反复利用，只需用微波炉加热即可。这个方法能有效地快速缓解关节疼痛，只要坚持一段时间，就能明显改善症状。但肿胀、发炎的关节炎患者不能用此偏方。

2. 花椒水

在泡脚水里加一些花椒。花椒是性辛温之物，可以去除五脏六腑中的寒气，还能通血脉、调关节。首先，抓取一把花椒，加入适量水煎，待药物充分融入水中时即可倒入盆中，先用蒸气熏双脚，待水温降到可以下脚时则用来泡脚。在此过程中也可以不停加入热的花椒水，最好让水盖过脚踝，一般需泡上半小时，待全身微微冒汗方可结束。除了花椒，还可以在水里加上一些艾叶。热水加上热性的药物，祛寒效果可谓是锦上添花。

当然，如果可以不得老寒腿那是最好的了，这里向大家介绍一个预防老寒腿的小技巧，非常简单而且有效。这个技巧就是干洗脚，不用水直接干洗脚，对老寒腿的预防有着很好的效果，而且无论在哪里都可以进行。洗脚时，双手相合抱住大腿根部，然后使劲向下按压，一直压到脚踝部，再从脚踝返回至大腿根部，一共反复20次，按摩时可以坐着或站着。这个方法的主要原理是通过刺激腿部的经脉来促进腿部气血循环，从而起到祛寒的效果。

此外，“老寒腿”的患者还应该多食用一些胡萝卜、南瓜、红薯、杧果、奇异果、梨、橘子、柠檬、木瓜、杏、柿子、玉米、菠菜、苜蓿、甘蓝、水芹等颜色鲜艳的果蔬。希腊科学家曾做过研究，发现绿色蔬菜吃得越多，就越不容易患关节炎；英国曼彻斯特大学的研究员也发现，只要多吃胡萝卜以及其他一些颜色鲜艳的蔬菜和水果，罹患关节炎的风险就会大大降低。因此，为了骨骼和关节的健康，请在餐桌上多增加一些这一类的蔬果。

鸭肫山药粥，帮您止咳嗽

感冒咳嗽是非常常见的疾病，一般情况下，一周即可康复，但有一些患者并非如此。吴大妈几个月前着凉感冒，出现了咳嗽、头疼、流涕、鼻塞等症状，吃了一些感冒药、化痰药后症状得到缓解，但是总不停地咳嗽。所以又吃了几种抗生素，但是咳嗽依然没有消失，后来，在别人的介绍下找到了我。

第一次见到吴大妈的时候，她的样子非常憔悴，并且还在不停地咳嗽。她说已经咳嗽一个多月了，痰多质稀，每当天气一凉或是闻到刺激性的味道情况就加重，喉咙很痒、双腿肌肉酸软无力、食欲不振，吃完饭以后总感觉腹胀，睡眠还可以，但是大便稀少，三四天才去一次，小便倒是正常的。

吴大妈说自己已经服了很长时间的中西医药物，不希望再用药物治疗了，希望我能给她选择食疗的方法。因此，我给她推荐了一个方子：取鸭肫 1 个、大米 50 克、薏米 30 克、山药 30 克，将鸭肫洗净之后切成片，然后再放入调料，加水之后煮食。每日一次，两个星期为一个疗程。

吴大妈使用这个方子以后，两周后复诊说自己咳嗽的症状明显降低，几乎无痰，喉咙处也不是很痒，逐渐开始有了胃口。她继续服用一周以后，咳嗽基本康复了。

从中医的角度来看，吴大妈的症状属于肺脾两虚。患者在感染外邪之初，肺气与外邪相互斗争，但是始终不能将外邪祛除体外，结果正气与外邪都不能占据“上风”，打起了“持久战”，时间一长，患者的肺气亏损不说，脾的气也同样受到伤害，这从患者的食欲不佳、饮食不调、三四天大便一次可以知道。至于两腿肌肉酸软，同样都是脾虚的症状，因为脾主管肌肉，脾虚则肌肉失去了濡养，自然感觉酸胀无力。

培土生金，从中医的五行相生理论而言，脾胃属土，肺属金，土为母，金为子，母荣则子荣。因此，补脾气，就能生肺气。脾主管运化，肺主管呼吸，脾传输饮食中的水谷精微，向上传输到肺中，与肺纳入之气结合，变化而成宗气，所以有“肺为主气之枢，脾为生气之源”的说法，两者相互依靠，彼此影响，这就是脾助肺益气的原理。脾气健旺，则肺气充足；脾脏生血，阴血充盈，就能滋养肺阴，从而起到平衡肺之阴阳的作用。另一方面，脾运化水湿的功能又是凭借肺气的升降与宣发。在《素问·经脉别论》中记载："饮入于胃，游溢精气，上输于脾，脾气散精，上归于肺"，人体内的水液由脾气上输进入肺内，通过肺的宣发肃降作用而扩散至全身各处。

培土生金法在治疗慢性咳嗽上有显著的效果。早在汉代，医圣张仲景就曾在黄芪建中汤治疗肺虚损不足，可以说是甘温培土生金的开端。医学家李东垣认为"脾胃一虚，肺气先绝"，从而充实了"培土生金"的内容。

鸭肫山药粥是能够起到健脾的功效，专门用以治疗咳嗽，是取"培土生金"之义。鸭肫，也就是鸭胃，作用与鸡内金相同，都是补益脾胃之佳品，从食疗的角度来看，一般取鸭肫口味更佳。山药的主要作用就是补脾益气，有助于人体免疫功能的增强，这也证明了它"补正气"的效果。薏米归胃、脾、肺经，能够起到渗湿利水、健脾补益的作用，同时具有一定的抗病毒作用。显然，对于慢性咳嗽而言，薏米的主要作用就是祛除外邪，也是非常有益的。

老忘事可预防，赤龙搅海帮您忙

现在不少上了年纪的老人，都担心自己患上老年痴呆症。他们感觉得了这个病以后，连基本生活都不能自理，会给家人带来很大的麻烦，一点尊严都没有。毕竟老年痴呆症是一个由浅入深的过程，如果患者以及家人可以早发现、及早进行干预，就很有可能将病情控制住。

前几年，65 岁的王伯伯总是喜欢在小区里提着鸟笼子。可有很长一段时间，一直没有看到他的身影。有一次，我刚好遇到王伯伯的家人，我礼貌地问及他的境况。他们告诉我，原来最近王伯伯总是丢三落四，刚说完什么事，转眼就不知道，上次让他出去买一瓶醋，居然找不到回家的路。带他去医院检查，诊断结果是脑动脉硬化，也就是说即将发展为老年痴呆症的可能，于是给老人开了一些改善脑血液循环的药物，让王伯伯回家服用。家里人担心王伯伯走丢，就让他待在家里，不让他出门。

听完他们的叙述，我主动提出要到他们家见见王伯伯。见到王伯伯以后，我就向他咨询用药情况，王伯伯一直都是准时用药，可记忆力还是不好，很担心自己以后连家人的姓名都不知道。听他这样说，我便好言安慰，其实他的情况还算好的，在最初的阶段就已经开始介入治疗了，这样有利于后期治疗。我嘱咐老人按照医嘱服药，如果担心单用药物效果不佳，我给他推荐了一种方法，配合治疗。

（1）用舌头将牙床抵住，在口中沿着一定的规律进行转动（顺时针或逆时针），反复搅 10 次，然后用牙齿轻叩 40 次，然后以口中唾液鼓腮运动 10 次，最后将唾液咽下。一日三次。

（2）稍微将嘴半张，尽量将舌头伸出后缩回，反复进行 15 次，然后学习“蛇吐信”的方式，把舌头伸出后左右摆动 20 次。上述动作做完后，同样将口中的唾液咽下。一日三次。

我一边演示，王伯伯在一边跟着重复。做完一次后，他说这些动作没有什么难度，对于老年痴呆有帮助吗？我笑着告诉他，虽然动作非常简单，但是其中是有一定科学根据的。

老年痴呆从中医的角度来看，主要是因为年老体弱，脏腑功能衰弱而引起的，尤其与心、脾、肾三脏有着非常密切的关系。而人的舌头，与心、脾、肾三脏都是相连接的，通过运动舌头，就是对心、脾、肾三脏进行调节，可以说是“动一舌而调三脏”。

此外，运动舌头会刺激出很多的唾液，从中医的理论来看“肾在液为唾”，唾液就是肾精所化生的，因此将唾液咽下后，能够起到补肾作用。中医理论还认为，牙齿是由肾之精气所濡养的。所以刺激舌头就是运动肾脏，叩击牙齿也是起到补益肾脏的功能。因为中医理论上讲肾藏精，精生髓，髓聚于脑，所以说肾脏是生髓的器官，脑为聚髓之海，采取吞唾液、叩牙齿的作用就是补脑。

根据现代医学研究发现，老年痴呆症与老年人血管退化、狭窄从而导致大脑细胞慢性缺氧缺血，从而引起大脑神经的损伤、退化有关。对舌头进行刺激，能够有效提高血液对脑神经的补给，改善脑部缺血状况。舌头是大脑神经末梢的一部分，经常运动舌头，可以对神经末梢进行刺激，减缓大脑神经细胞的功能退化。在临床治疗上，医生经常会用针刺舌头的方法对痴呆病人进行治疗，效果非常突出。同时，现代临床还发现老年痴呆患者舌底静脉往往出现严重的瘀滞与曲张；通过对舌头进行活动，能够促进舌底下静脉血流的运动，从而有效降低曲张、瘀滞的程度。

此外，根据研究发现，人体分泌唾液的腺体，会分泌出一种叫“Ghrelin”的物质。这个“Ghrelin”这是一种生长激素的内源激素，有些学者称其为“返老还童素”。经过研究发现，“返老还童素”在大脑的记忆、学习、睡眠等多种神经功能中扮演了很多的重要角色。对于健康人来说，“返老还童素”的含量比较高，而像糖尿病、糖尿病、动脉硬化、心脑血管疾病的患者，这类人群该物质较低。经常活动舌头，可以充分吸收“返老还童素”，对于治疗老年痴呆症，具有一定的积极意义。

王伯伯听到“返老还童”就笑了，说这么简单的方法，他一定可以坚持下去。另外我告诉王伯伯的家里人，不能因为老人健忘，就将老人关在家里。预防老年痴呆是非常重要的，就应该多参加一些社会活动，多用脑。王伯伯的家人听完以后，表示会改进做事方法。

过了一段时间，小区之中又出现了一个乐呵呵提着鸟笼的身影。听他说，他一直坚持锻炼。一个月后，感觉自己头脑清醒了很多。现在一直坚持做，加上认真地遵循医嘱，家人又配合治疗，王伯伯的记忆能够恢复正常的水平了。另外，他的胃口也打开了，排便通畅，整个人精神了很多。

冬天鼻子总干燥，试试鱼肝油

平时周末的时候，我带着小孩子在楼下的广场上玩，就会和小区中的老人们聊聊天，既是一种消闲，也可以听听他们有什么疾病，顺便帮着解答。

每到秋冬的时候，我就会听到他们抱怨自己的鼻子感到干燥，这也是他们经常向我反映的问题之一。

听到他们说这件事情，我也有很深的感触。记得是有一年的秋天，下班的时候碰到了耳鼻喉科的同事，我们就在一起闲聊了几句。他抱怨说，今天看病竟然连看了 30 多个鼻出血的老年人，而绝大部分的发病原因都是干燥。

秋冬的气候非常的干燥，并且很容易让鼻黏膜的水分蒸发掉，因此就会造成鼻干燥。另一方面，气温太低会让鼻黏膜下的血管收缩，分泌黏液的功能就会下降，造成自身分泌液体数量减少。这两个因素合起来，就很容易造成鼻干，甚至会造成出血的症状。

实话说，要对付这个问题，处理的方法很简单。现在很多老年人都相当注意保健养生，许多人习惯天天都吃鱼肝油。只需打开鱼肝油胶囊，用手指或棉签将里面的鱼肝油涂抹在鼻腔里，就可以起到预防和治疗鼻干燥的效果了，一般每天只要涂抹一次就够了，持续 7 天为一个疗程。

鱼肝油的成分相当简单，简单来说，就是两大部分物质：维生素和油剂。维生素有着维持上皮组织的完整性、滋润黏膜、预防干燥的功能，而把油剂涂抹在鼻腔黏膜处之后，可以形成封闭性的油膜，从而保护皮肤黏膜，以减少水分的蒸发。同时还可以促进皮肤黏膜水合作用，起到了显著的滋润和保护效果。

用鱼肝油来防治鼻干这个方法，不仅方便在日常生活中使用，假如老人家因病住院了，必须要进行吸氧治疗的话，这个方法也相当适用。要知道，吸氧的时间长了，就很有可能造成鼻黏膜干燥的症状，但假如在吸氧之前就先用鱼肝油涂抹一下的话，这个概率就会大大降低了。

在这里如果可以配合“摩鼻法”，那效果就会更加好了。先用食指和拇指按着鼻梁的上端，然后以此为起点从上往下反复揉搓，此时注意一定要搓到鼻翼的部位，一直揉搓到局部发热方可结束。接着按鼻周，也就是用两根食指分别压住鼻唇沟，依然是从上往下反复揉搓，直到局部发热。最后是用食指打横，先紧挨着鼻孔，然后再从左到右或从右到左反复揉搓，直到局部发热。

增强鼻子的血液循环、让气血运行通畅是按摩鼻子的主要目的，鼻腔腺体分泌液体增加了，鼻腔黏膜滋润充分了，效果就更能得到保证了。

糖尿病胃轻瘫，试试这个四磨汤

老偏方：10 克乌药，10 克槟榔，5 克沉香和 10 克党参。每天一服一剂，水煎开，早晚两次服用，2 周一个疗程。或者是购买四磨汤口服液，服用的方法按照说明书进行。

张大爷是我们小区业主委员会的一名成员，因为这一次新的委员会选举的问题，他来到我家家访，顺便让我帮他看看病。原来，他已经患了很多年的糖尿病，一直是降糖药不离口。几个月前，他吃完饭以后，肚子就开始难受，觉得自己的胃很不舒服，好像是有一团气在里面，直到 2 个小时以后才会消失。他去医院，医生给他做了很多的检查，到最后跟他说，他之前服用的降血糖药物控制的不理想，血糖偏高，结果造成了“糖尿病胃轻瘫”的病症，医生就给他调整了降血糖的药物，并开了些多潘立酮治胃胀。张大爷用了两个星期，再去检查发现自己的血糖变得正常的，胃胀的症状也消失了，他以为自己已经好了，就停止服用多潘立酮，但是还没到一周，这个毛病就又犯了。于是他今天想请我开一个中药的方子调理一下，另外也想请教一下，糖尿病怎么就会引起胃病呢？以后还会有什么样的影响？

我对他说，糖尿病胃轻瘫这个病症听起来是有点吓人，但是还有另外一个名字——糖尿病胃麻痹，这是因为糖尿病引起的消化道的慢性疾病，于是引起了胃部功能紊乱、胃动力降低的症状，临床的表现为腹胀、饭后上腹饱胀、恶心反胃等。这一现象就是因为糖尿病引起了胃部活动减弱或者是自主神经紊乱，胃部分泌一些异常的物质，但是具体的机制还是不太明确。西医一般都会给用多潘立酮，因为这种药物能够增强胃部活动。但是这种病症的病原在于胃部功能的紊乱，因此只是增强胃部功能是不能够达到治疗的理想效果，中药则是从根本治起，会从很多的方面进行调和，效果也就更加的理想。

比如有个古方叫“四磨汤”就经常在临床上应用。这个方子非常的简单，只有四味药：10克乌药、10克槟榔、5克沉香和10克党参。每天一服一剂，水煎开，分成两份，早晚两次服用，2周一个疗程。糖尿病胃轻瘫属中医“胃缓”范畴，发病原因是糖尿病症状太久了，三焦受损，气机失调，脾胃气滞，失去了正常的畅通状态。四磨汤出自《济生方》，正是一个顺气理气的方子。方子中的木香有止痛顺气的作用，健胃消食；枳壳能够理气宽中，行滞消胀；乌药能够顺气畅中，散寒止痛；槟榔能导滞利水。这四种药物的结合，就可以理气顺气，防治胃中气滞。现在的药理研究中有这样的一个发现：木香等理气药能够明显促进胃部的活动，平滑胃壁，增加胃部的动力。枳壳可增强小肠的收缩功能，抑制肠道非生理现象的收缩。乌药对胃肠平滑肌起到了双重的作用，分别是兴奋与抑制，还可以增强消化腺的分泌。槟榔亦可升高胃肠平滑肌的张力，使胃部的蠕动能力增强，因此可以促进消化道的消化功能、增强食欲。

张大爷听我说完了这个偏方，非常高兴，第二天就去药店买了这些药材回来。一个月后业委会选举，我又见到了他，他跟我说按照我的方子服用两个星期，现在胃胀、嗳气的情况已经消失了。

喝当归四逆汤，专门应对手脚冰凉

有很多老人都会抱怨自己的腿脚不灵活了，还很怕冷，容易僵硬。其实这是年纪大了之后的正常现象。身体在老化的过程中，血管和肢体的一些机能会发生相应的变化。如果长期生活在潮湿的环境中，这种情况也不会变得更加明显。

我有这样的一位患者，他以前在江边打渔，后来这条江的水被污染了，他就跑到海边去办了个养殖场，养生蚝之类的海产品。现在已经五十多岁了，可是还是闲不下来，他每天都会在海里工作。最近一年，他经常觉得自己的手脚冰凉，甚至不能够感受到知觉，尤其到了冬天或者是接触到了冰凉的水，病情会更加严重。他来到我门诊前，很长一段时间都在服用西药，但是效果却不是非常明显，因此想试试中医疗法。

我帮他做了详细的检查，发现他的精神非常不好，脸色也是黯淡无光的，手脚看上去有点白青，脉沉细无力。于是我就给他开了一个方子——当归四逆汤加味，具体操作：12 克当归、9 克桂枝、9 克芍药、1 克细辛、6 克通草、8 枚大枣、6 克炙甘草，方三碗水煎成一碗水。五天为一个疗程。

当归四逆汤出自《伤寒论》，可谓是一个历经了千年考验的方子，功效为养血通脉、温经散寒。《伤寒论》中原文记载是这样的："手足厥寒，脉细欲绝者，当归四逆汤主之"。这句话的意思就是，此方是专门为了治疗那些手足冰冷之症患者准备的。虽然当归四逆汤是古代的方子，但是配方相当严谨，而且功效卓著，所以在现代临床上也有着十分广泛的应用，不但可以用于四肢手足冰冷，甚至对于更严重的下肢静脉栓塞、闭塞性动脉硬化等周围血管疾病的疗效也相当不错。

通过现代药理研究发现，这个药方的效果主要有抗凝、抗血栓形成、抗血小板聚集，降低血液黏滞度，以及十分显著的扩张末梢血管作用，可改善血液循环，所以疗效相当有保证。

我告诉这位患者，让他先服用 5 天，然后再来复诊。当我 5 天后再见到这位患者的时候，他告诉我说反应很不错，自己觉得手脚变温暖了，然后我检查了一下也发现效果真的很不错，手足皮肤的颜色的发青、发白变得没有那么严重了，比较红润，摸上去感觉也不像以前那么冷了。再给他诊过脉之后发现，他的脉象也大大增强了。我依照这个方子，再稍微给他加减了一下，又给了他十剂。服用完之后，患者的症状已经完全消失了，面色和精神都变得特别好。他最后一次来我这复诊的时候，还把一袋他自己养的生蚝送给我，以表示对我的感谢。

这里需要提醒一下，假如老年患者不仅只是四肢怕冷，而是全身都怕冷，同时伴随着一直想睡觉、记忆力下降等其他症状的话，则必须还要考虑另外一种可能性，那就是甲状腺功能减退，此时应该注意到医院里去抽血检查下甲状腺功能，一旦甲状腺激素水平偏低，那就是“甲状腺功能减退症”了。

云南白药配蜂蜜，缓解卧床老人的褥疮

在不久之前，我遇到了一位患有褥疮的冯大爷。冯大爷因为患有患类风湿关节病，四肢的关节已经出现变形，完全没有的活动能力，瘫痪卧床 3 年。家属很忙，所以请了一名护工进行照顾，可是护工对于业务流程不熟悉，并没有经常给冯大爷按摩、擦洗身子。结果冯大爷的屁股上长了个褥疮，一翻身的时候就喊疼，试了很多药，但是褥疮始终不见好，总是流脓的，家属们也很担忧。

冯大爷的儿子因为没有照顾好自己的父亲而愧疚，他以前曾经在我那里诊过病，于是向我咨询方法。我推荐了一个偏方，但是叮嘱冯大爷的儿子，这个方子需要家人的精心照顾，每天都必须使用

才可以。具体方法：先用碘酒对疮疖面进行清洗，再用无菌棉签蘸酒精对皮肤周围进行消毒。然后用少许的云南白药加入超过3倍的蜂蜜，调成糊状，用棉签蘸上，涂在患处，外面包裹住一层纱布，最后用胶布固定。每天更换一次药。

云南白药为黄色或浅棕黄色粉末，主要成分为冰片、三七、麝香等。冰片清热止痛，也能生肌；三七可以通经络，和营止血，行瘀血而聚敛新血；麝香可活血通经、止痛。

现代医学研究证明，冰片具有一定的止痛以及防腐作用；三七抗炎、耐缺氧；麝香有抗炎、抗菌的作用。根据临床试验表明，云南白药对绿脓杆菌、金黄色葡萄球菌及白色念珠菌等细菌引起的炎症有治疗作用，而且还可以明显促成纤维成长细胞和血管内皮细胞的生成，加速血管的生长及结缔组织的增生，从而有效促进伤口的愈合及生长。

蜂蜜在这个方子中的作用甚至超过白药。临床实验证明，蜂蜜对葡萄球菌、链球菌、白喉等革兰阳性菌具有极强的抑制作用，可减轻疼痛，减轻渗出、防止感染，帮助伤口愈合以及组织再生。

用蜂蜜还有一个优点。根据现在比较流行的“湿性环境”理论角度看，应该为缺血的溃疡面创造出一个湿性的环境，而且要求有良好的透气性，同时还能够防止渗出、创面组织浸泡以及杀菌等作用，而蜂蜜湿敷与“创面湿性愈合”极为吻合。

冯大爷的儿子听完，抱着试一试的态度为大爷养伤。一周后，他打电话给我说方子是非常好，如今褥疮开始好转了，有新鲜的肉芽长出。我鼓励他继续给老人上药，他给父亲敷药一个月以后，褥疮完全长好了。看着父亲的病痛减轻了，冯大爷儿子的心情也好多了。

自制固齿神方，让您牙齿更健康

王师傅是我的老患者了，一天我快要下班了他才来，我问他怎么这么晚，他告诉我到牙科看牙了，看完之后才赶过来。原来王师傅的牙齿一直都不好，以前就被诊断为慢性牙周炎，现在大半的牙齿都摇摇晃晃，好像随时都可能“倒下”。牙科医生告诉他需要拔牙、装假牙，王师傅不舍得，婉拒了医生的建议。

中老年人的牙齿松动，根据研究表明，与慢性牙周炎的关系很密切。慢性牙周炎是一种慢性感染性疾病，患病率非常高且危害性大。由于牙周支持组织，尤其是牙槽骨吸收后再生能力弱，一旦发生病变，就难以让其再生，最终出现牙齿松软，以至于脱落。

中医将慢性牙周炎称为“牙宣”，对其有很多的论述。在隋代巢元方《诸病源候论》对牙宣中的论述非常详细，并专列“齿动摇候”，明确记载：“手阳明之支脉人于齿，足阳明之脉又遍于齿，齿为骨之所终，髓之所养……故令摇动”，论述了牙宣的病机基础。明代《医方考》强调牙宣与肾脏的关系，指出“肾主骨，骨虚则髓弱，髓弱则骨枯，骨枯则不能固齿故令齿长而动”。清代《血症论》也说：“齿虽属肾，而满口之中皆属于胃……牙床尤为胃经脉所绕，故凡衄血（牙龈出血），皆是胃火上炎”，认为胃火上炎是牙宣的主要原因。总之，古代医家都认为胃火及肾虚是牙齿松动、牙周炎的重要原因。

了解了王师傅的情况，我告诉他，从现代医学的角度看，牙周炎最传统的治疗方法是口服抗生素，但是具有很大的副作用，之后便利用了局部的缓释剂，但这种剂型需要有医生的帮助，需要患者反复入院治疗。

王师傅听完以后很不高兴，问我是否有什么偏方能够治疗。于是我告诉了他一个方子，每天使用一次，坚持3个月，可能会让牙齿变得牢固起来：石膏5份、食盐5份、补骨脂4份、旱莲草2.5份、去籽花椒1.5份、薄荷1.5份、白芷1.5份、防风2.5份、细辛1.5份。将以上药物研成粉末，用密封瓶子装好，早晨刷牙的时候蘸一些，用来擦牙，擦洗三四次，仔细漱口，1个月为一疗程，坚持三个疗程。

本方来源是清代名医陈修园所著《陈修园医书》中，名为“固齿神方”。方中的盐记载是青盐，但是现代很难找到青盐，可用食盐来替代。盐味咸，属肾，可以滋补肾脏。补骨脂、旱莲草也是补肾佳品，而薄荷、花椒、防风、白芷、石膏、细辛都能起到清胃热、除胃火的作用。

从药理上来看，此方中的花椒、盐、细辛、白芷、薄荷、补骨脂都有益于细胞生长，防风、旱莲草能够起到止痛、消炎之效。总之，这个方子采用多种植物配伍，能够起到消炎、抗菌、促进细胞组织再生。而且，这个固齿方法有利于患者长期使用，患者不仅能很好地实施，而且减少了很多用药的不便。

王师傅用了3个月，牙齿要比以前坚固了，不再松动了。后来他坚持每周刷一次，吃饭非常香甜。

chapter 11

| 第十一章|

日常疼痛小偏方，小恙无须医生帮

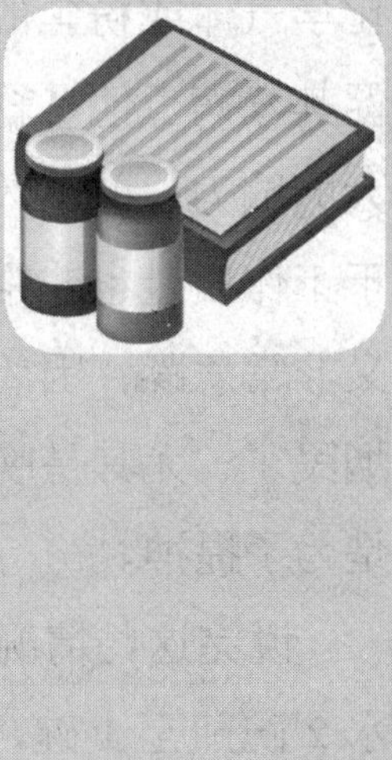

嗓子疼，看看西瓜皮的作用

咽喉疼痛是指咽喉局部炎症而导致的疼痛现象，是咽喉疾病比较常见的病症。通常来说，急、慢性咽炎，急、慢性扁桃体炎，急、慢性喉炎以及咽部脓肿等病症都会出现咽喉疼痛的症状。

一年夏天，我妻子的哥哥到家里来做客，他因为嗓子发炎而不能讲话，十分痛苦。从现代医学的角度来讲，疲劳、着凉、受化学气体或粉尘的刺激、吸烟过度等都会引起免疫力下降，容易促其发病。他是软件工程师，平时经常加班熬夜，而且消耗了极大的脑力。前不久，她的哥哥升任了编程主管，任务非常急，对于工作质量也非常高，哥哥所承受的压力也格外大。但是他脾气又非常急躁，因为上火而引起了咽喉炎。此外，哥哥还是一个老烟民了，尤其是晚上加班的时候，我妻子劝了几次他都不听，说是为了提神。

说完这些情况以后，我开出了这样的方子：西瓜皮 250 克加水 2 碗煎至 1 碗，然后再放入少许的冰糖，冷服。西瓜是夏天解暑的最佳选择，《丹溪心法》之中有："治口疮甚者，用西瓜浆水，徐徐饮之"；而在《食物草本》中也提到西瓜可以"疗喉痹"。西瓜皮同样能够起到清热解暑的作用，对于缓解咽喉疼痛有非常良好的效果，现在市场上出售的西瓜霜就是以西瓜皮作为主要原料研制的。

冰糖的属性平温，可以起到化痰益气的作用，在《本经逢原》中记载："患口疳者，细嚼冰糖辄愈"，冰糖可以起到湿热凝滞的作用。又过了几天，我见到了哥哥，他的喉咙不再疼痛，说话已经没有大碍了。

因为西瓜在夏天的时候才会被经常食用，其他季节获取不易，我这里还有一个方子，一年四季都可以用。萝卜汁400毫升、生姜汁50毫升、白糖50克，放在一起搅拌均匀之后就可以食用。在《本草纲目》之中提到姜可以取到"驱邪避恶"的功效，能让气血更加旺盛而祛除血毒；萝卜是止咳化痰的最佳选择，在《唐本草》称可以"去痰癖"，在《本草纲目》之中称可以"化积滞，解毒，散瘀血"，而白糖的功效就是生津润肺，将这三样放在一起服用，能够很好地缓解喉咙肿痛，祛除热毒。

如果咽喉疼痛的症状比较轻微，可以采用吃香油鸡蛋的治疗办法。打一个生鸡蛋，加入10克香油，搅拌均匀以后用温开水送服。在《本草纲目》之中提到，鸡蛋可以起到治疗"伏热，目赤，延后诸疾"，特别是鸡蛋清，性甘凉，利咽清肺，解毒祛热。一般来说，生鸡蛋清的润喉效果是最好的，但由于生鸡蛋之中有一些病菌与寄生虫，故而要将鸡蛋打散，用开水冲服。香油性甘平，也可以起到润燥减肥的功效，经常食用香油能够起到预防口腔疾病的作用，对咽喉起到非常好的保护作用。

为了抑制咽喉疼痛多发，平常必须注意饮食，多吃富含维生素C的水果蔬菜，以及富含胶原蛋白以及弹性蛋白的食物，如鱼、牛奶、猪蹄等，千万不要吃辛辣食物以及长时间抽烟喝酒。

冬、春是咽喉疼痛比较多发的季节，大家必须注意防寒保暖，经常开窗通风，尽量保持室内合理的温度与湿度。许多咽喉疼痛都是由原发病引起的，如鼻塞、伤风感冒、龋齿，因一旦有了感冒症状就应该及时治疗，不要胡乱吃药或是“硬扛”，否则会引起喉部的菌群失调，极容易造成第二次感染。

紫菜蛋花汤让你远离偏头疼

很多人可能都曾经有过偏头疼的经历，发作的时候尽管拼命地按揉太阳穴，可是疼痛感也不能得到缓解，不得不吃止痛药。偏头痛患者一般都有家族病史，至于具体的发病原因，现代医学的解释也不是很清楚。

陈女士是一家公司的销售主管，因为行业间竞争非常激烈，加班已经成为习惯。即使回家躺到了床上，仍然非常精神以致难以入睡，这样的事情让她感觉非常的疲惫。如此这般一年后，陈女士就患上偏头疼，对她的工作生活造成了极为不利的影响。

陈女士以前只是偶尔出现偏头疼，且基本都是来月经的时候发作。自从升任销售主管以后，经常加夜班，生活没规律，偏头疼也随之越来越严重。一旦发作，眼睛见不得光，同时觉得头上的血管在跳动，头就像要炸开一样，甚至还感觉想吐。假如最近的睡眠质量比较好，偏头痛的症状就会缓解一下，但一忙起来，还是反复发作。她希望我能根治偏头痛的发作，但她又担心自己的身体虚弱，吃过多的止疼药会影响身体健康。

了解到陈女士的来意以后，我给她开了一个极为简便的食疗药方，就是大家生活中都吃过的紫菜蛋花汤，或者吃一种叫海苔的零食（其实就是紫菜干），多吃这两样食物，就能缓解偏头疼的发作。这个偏方最关键的食材就是紫菜，紫菜当中的镁元素特别的丰富，被称为“镁元素的宝库”。据有关部门测定，100 克紫菜当中就含有 460 毫克镁，而 1 千克鸡蛋当中却只有 230 毫克镁元素。正是这个镁，对于预防偏头疼有显著作用。

陈女士按照我的方法，晚上便做了味道清爽的紫菜蛋花汤；白天上班，没事的时候就吃海苔。果然，这样坚持了三个礼拜的时间，偏头痛的症状就全部消失了，工作上的压力也减少了很多。她还将这个办法告诉了她的一些同事，大家感觉效果非常明显。

造成偏头痛的原因目前还没有完全搞清楚，以前医学界认为偏头痛的发作与脑兴奋性增高、一氧化氮代谢系统功能障碍、神经介质异常、血小板功能异常等有关。近年来医学界注意到，镁离子与上面所讲到的问题都有关系，在偏头痛发作症状中扮演非常重要的角色，特别是对偏头痛患者进行研究时，发现他们身体处于低镁状态。

发现这个现象后，众多医学家进行了反复研究考证，其中最经典的案例有两个：将急性发作的中重度偏头痛患者随机分成两组，一组用滴镁剂进行镁元素的补充，一组则吊生理盐水，只是进行心理安慰。结果两者的差异非常明显，吊镁水的那一组患者，有效率达到了 100%，而吊盐水的那组只有不足 10% 的人有所好转！另外，在医学上常用口服硫酸镁 10 毫升，一日三次，2 个月为一疗程的治疗方法，在临床上所取得效果也是非常不错的。

需要大家注意的是，茶、咖啡等含有咖啡因的饮料，以及巧克力、酒、干奶酪和火腿肠、香肠等烟熏的肉类，都是偏头疼的诱因。所以，患者应该注意合理饮食，这样才能很好地取得预防的作用。此外，精神紧张或失眠都会诱发偏头疼，希望大家能够注意。

意外小烫伤，冰水加糖浆

一天周末，我刚吃完晚饭，邻居领着家里的孩子芳芳找到我。孩子在倒水的时候不慎被烫伤，疼得孩子当时就哭了起来，家里也没什么治疗烫伤的药物，于是带她到我这里看看。

我看了一下孩子的伤势，只是一块小面积的烫伤。我赶快从冰箱里面取出几瓶冰镇的矿泉水，将水倒入洗脸盆之中，让孩子将手浸泡在水里，不一会儿孩子的表情就不那么痛苦了。

过了几分钟，邻居脸上紧张的表情随之舒展开来，于是他问我这是为什么。我告诉他，皮肤烫伤之后要及时进行冷却，有冰水的话，就用冰水对烫伤的地方进行冷却，没有的话也可用湿毛巾敷一下，时间不能少于半小时。

如果身边没有冰水，也可以用自来水不停地冲洗，这样也能起到降温的作用，达到冷却的效果。

通过降低皮肤表面的温度使伤口处的血管收缩和组织代谢速度降低，可以起到抑制炎症减轻水肿的作用。另外，低温会让人的神经暂时麻木，因而起到一定的止疼效果。

过了半个小时的时间，我让孩子把胳膊从冷水里拿出来。由于我的家里也没有准备药膏，就用碗装了不少的白糖，然后碗里面放上冰水，调成了非常浓的白糖糖浆，然后用医用棉签将糖浆涂在孩子烫伤的部位，然后用纱布固定。

邻居大哥觉得很纳闷，不相信这样的方法可以治疗烫伤。我告诉他，烫伤在经过冷处理以后，下一阶段的工作就是促进伤口愈合以及防止感染，而浓糖浆完全能够做到这点。由于糖浆的含糖量非常高，细菌一粘上去，就会很快脱水死亡。另外，浓糖浆里面还有大量的糖分，可以促进伤口组织生长，为修复皮肤提供营养支持，帮助伤口快速愈合。

我让邻居在孩子睡觉之前再换一次糖浆并务必包上纱布，第二天我去他家串门，发现孩子胳膊上的烫伤已经恢复得很好。

被烫伤的人大多数都会担心留下疤痕，其实留不留疤痕与如何治疗没有直接的关系，关键是要看皮肤的真皮层是否破损。一般的烫伤只会损害表皮细胞，完全伤不到真皮细胞，所以完全没有必要担心。

让你的足跟“吃”点醋，疼痛自然消

足跟痛非常容易理解，是指足后跟与地面接触的时候引起疼痛，比如患者在早晨起床或是睡觉时间过久、坐姿过久而站立，尤其刚走前几步的时候感觉疼痛，行走过久以后疼痛感还会加重，这种病在老年人群之中多发。

我的一个婶婶，脚后跟阵痛有几个月了，在医院的时候被告知需要做手术，吓得老太太立刻回家了。可是，脚上的疼痛还在，总是这样也不行啊。一天，她让我哥哥打电话过来。我仔细询问了情况，告诉他这个病做手术效果明显，或用注射器扎入脚跟的皮肤，在足跟深处打一针，注入一些激素，也能取得很好的效果。但是老人都不同意这两种做法，将针头刺入那样敏感的区域，年轻人都会感觉恐惧，更不要说是老人了。

于是我说了两个小偏方让他母亲试一试，不用怎么花钱，就是作用慢，需要一个多月的时间。

第一个方法就是“跺脚”。患者先是坐在一个椅子上将脚翘起来，让脚背向上，只有脚跟点地，然后用足跟对地面进行反复跺，力量必须要循环渐进，频率逐渐加快，跺脚的疼痛要在患者承受的范围之内。每天多次练习，坚持一个月为宜。

第二个使用的方法就是用陈醋泡脚。以陈醋加热放入盆中，泡脚的时长以 30 分钟为宜，每日早晚各一次，可连续浸泡一个月。

另外，在治疗期间，患者应该避免长时间步行。假如没有办法避免长时间行走，应该选择穿厚一点的软底鞋，或者在足跟处垫上松软的垫子，尽最大努力保护足跟部位。

老人开始按照我说的办法训练。两个星期以后，我特地询问现在的情况，婶婶非常高兴地说已经有效了，不像以前那样疼痛了。又过了两个多星期，婶婶亲自打电话过来，说自己脚跟已经不疼了，让她感到意外的是，居然将脚气也治好了！

足跟痛在最开始的时候被认为是长了骨刺所导致的，但后来经过进一步的研究发现这是误解。足跟痛主要是跟骨及周围软组织因慢性损伤，从而导致了无菌性炎症。在临床上，局部注射激素注射的效果非常好，主要是因为激素直接作用患处，抑制了炎症反应。但是，在这样神经非常密集的地方打针，会是一种钻心的疼痛，很少人接受这样的治疗方式。

跺脚跟的方法，如同是对脚底进行按摩，起到改善足部血液循环的作用。另外，在跺脚撞击地面的过程中，也会对足跟深处受伤的软组织结构起到改善。注意跺脚跟的时候应该跷着脚，使小腿肌肉收缩，这是发挥作用的关键步骤。还有一些方法能够起到治疗足跟痛的作用，例如用手按摩、揉搓足跟，以拳头轻敲足跟，但与跺脚法相，可能就显得有一些麻烦。

至于用醋泡脚跟，一方面是通过温热刺激改善足跟部位的血液循环，起到止痛、消炎的作用；另一方面，醋的主要成分为醋酸，同样可以消除足底部的无菌性炎症。

有的人可能会认为，足跟痛只是一个非常普通的炎症，为什么治疗它需要花上一个月的时间呢？没错，这并不是非常严重的病症，但问题的关键是，炎症位于足跟深处，而并非是表面，治疗必然需要很长时间，治病还需要有耐心。

平日多吃姜，不用医生开药方

俗话说“冬吃萝卜夏吃姜，不用医生开药方”。姜味辛性温，有发汗解表、散寒健胃、温中止呕、温肺止咳、止痛、祛痰、助消化、解毒之功效。用于感冒风寒、呕吐、咳嗽、胀满、食滞、腹泻等症。《本草纲目》记载：生姜“生用发散、热用中和、解食野禽中毒或喉痹，浸汁点赤眼，捣汁和黄明胶熬贴风湿病。”

现代药理研究认为，生姜含有植物杀菌素，其杀菌作用不亚于葱和蒜。生姜中的姜辣素能刺激胃液分泌，有促进消化的作用；其中还含有较多的挥发油，能抑制人体对胆固醇的吸收，防止肝脏和血清胆固醇的蓄积。另外生姜具有防氧化和抗衰老功能。现介绍几种使用生姜防治常见病证的验方。

1. 斑秃

取生姜切片浸泡于高粱酒中，2～3 后天涂擦患处，每天局部使用 4～5 次，或直接用生姜涂擦患处，连续使用 3 月。

2. 口腔溃疡

用热姜水代茶漱口，每天 2 ～ 3 次，一般 6 ～ 9 次溃疡面即可收敛愈合。

3. 腋臭

取生姜 30 克，切碎，浸于一般的医用酒精中，封瓶 1 周后提取滤液，装瓶备用。用棉签或棉球蘸滤液搽于腋窝处，每天 2 ～ 3 次，连搽 1 月；或生姜适量，3% ～ 4% 的碘酒 1 瓶，先用生姜轻擦腋窝至局部皮肤轻微发红充血为度，然后用碘酒涂局部皮肤，每天 1 ～ 2 次。

4. 预防龋齿

每天早、晚坚持用热姜水漱口 1 次，并每日代茶饮用数次。

5. 咳嗽

取鲜生姜和牛奶各适量，把姜捣碎取汁，待牛奶烧开后加入姜汁略烧片刻起锅，放凉后便可饮用。对感染风寒的咳嗽有一定的辅助治疗效果。

6. 醒酒

用热姜水代茶饮用，可加速血液流通、解酒。还可在热姜水里加适量蜜糖，可缓解或消除酒醉所致的头疼、恶心、呕吐、乏力等症状。

7. 预防晕船、晕车

取新鲜生姜 1 片，贴于神阙厥穴（肚脐），用伤湿膏盖贴，同时将伤湿止痛膏贴于内关穴，用手指轻轻揉摩穴位，口中亦可再含一片鲜姜，也有一定的预防作用。

8. 蛲虫病

每天睡眠前，先用热姜水清洗肛门周围，然后再饮用热姜水

1～2杯，持续10天左右可愈。

9. 牙周炎

先用热姜水代茶漱口，每天早晚各1次。如果喉咙痛痒，可用热姜水加少许食盐代茶饮用，每天2～3次。对牙周炎有一定的辅助治疗效果。

10. 冻疮

生姜30克放入热灶灰中2分钟后取出趁热用刀切成薄片涂擦患处，每日2次，连用2周，对早期冻疮和未破溃的冻疮有很好的预防和治疗效果。

呃逆不止，试试八角茴香汤

呃逆其实就是我们平时所说的打嗝，指的是胃气上逆，喉咙间发出了短而急促的声音，这是一种常见生理现象，因横隔膜痉挛收缩而起。

导致呃逆的原因有很多种，病情较轻，能够自行消退，但是有些人会出呃逆不止，这就属于顽固性呃逆了。

一个朋友的胃肠功能不是很好，吃过饭后打嗝不止，中医上将这种打嗝归为“嗳气”之列，打嗝的时候难以自制，打嗝有时候出声有时候不出声，他经常因此痛苦不堪。后来，我无意中在一本杂志中看到了有关八角茴香治疗呃逆症的报道，便告诉他煎煮八角茴香汁的效果非常好。

具体做法为：将20克左右的生八角清洗干净，捶碎，然后放入锅中，倒入适量清水进行煎煮，等到煎至药汁浓缩至一半的时候，就可以服用了。

由于朋友胃寒严重，因此他在熬煮八角茴香的时候还倒入了适量蜂蜜，连续喝了一个月之后，他的呃逆症状就彻底消失了，食欲也较以前大增。

八角茴香分布在我国的福建、广东、广西、云南等地，其果实可以用来做调理，也可以入药。香味浓烈，具有驱虫、温中理气、健胃止呕、祛寒、兴奋神经之功。

八角茴香中的主要成分为茴香油，可以刺激胃肠神经血管，促进消化液分泌，同时增强胃肠动力，能够缓解胃痉挛，同时具有止呃逆之功。

但是要注意一点，野生的八角果实有剧毒，误食会致死。因此，一定要到市场上购买人工种植的八角茴香，不能自行到野外采摘其果实，以免发生意外。

各种蜇伤，让老偏方帮你解痛

夏季出行、郊游，尤其是在野外郊游的时候，被各种虫类蜇伤是常见的事情。虽然蜇伤的伤口很小，但却疼痛难忍，要好一会儿才能“过劲儿”，此时就算之前有再好的心情现在也笑不出来了。下面就为大家介绍一些对付这些虫蜂蜇伤的老偏方。

1. 蜂蜇伤

记得小时候和朋友出去玩，不小心被蜜蜂蜇伤了，坐在石阶上大哭，刚好被婶婶看到，赶忙用吃剩下的柿子蒂擦拭蜇伤的地方，没过多久疼痛感就消失了，也没有肿胀。青涩的柿子蒂中富含类丹宁酸物质，具有消炎、收敛之功。

也可以用在野外寻找铁角凤尾草，用水清洗干净后放到口中嚼碎，之后连同唾液一同辅导伤口处就能止痛、消肿，对于被叮咬之后没能及时处理而出现的肿胀有非常好的疗效。

铁角凤尾草为多年生草本植物，在全国范围内生长，全草可以入药，四季均能获得此植物，清洗干净之后，鲜用或晒干后使用均可。铁角凤尾草味淡、性凉，叶片之中含有黏液，具有清热解毒、渗湿、调经止痛、散瘀之功，外敷能够治疗烧伤、烫伤、外伤出血、毒蛇咬伤等，直接用现品敷于患处即可。还可将其嚼碎后敷在患处，其涩味和唾液都具有一定的止血、消毒、消炎之功。

2. 蚊虫蜇伤

被蚊虫蜇伤后，可以摘些毛蓼叶子，捣烂之后敷在被叮咬的地方。毛蓼为多年生草本植物，能够治疗外感发热、喉蛾、泄泻、痈肿、蛇虫叮咬等。

毛蓼全草有抗菌之功，根部具有非常强的收敛作用，揉搓其生叶，直接涂抹在被蚊虫叮咬的地方即可。如果将其根采摘下来，清洗干净、晒干，然后切碎储藏起来，来年仍然可以使用。

3. 蜈蚣蜇伤

小时候和哥哥一起去逮蜗牛，刚刚掀开一块大石头，却不小心被石头下面爬出来的蜈蚣蜇了手掌，疼得我躺在地上打滚。哥哥见状，赶忙回家找来一些洋葱，放到案板上切碎，之后将切碎的洋葱连同汁液涂抹到伤口上，用纱布包裹好，没过多久，疼痛就消失了。

如果被蜈蚣蜇伤的地方只是红肿、瘙痒，受伤的程度较轻，可以使用这个方法。因为洋葱之中富含灰分、黏液质，能够中和、缓和被蜇伤的部位。

晕车晕船，从肚脐眼上“做文章”

别看如今的交通工具这么发达，人们上下班离不开汽车，可是晕车的人并不在少数，这些晕车的人一看到车，一想到要出远门就两眼晕眩，头脑发昏；一坐上车不是头晕就是恶心，甚至呕吐不止。

记得小时候，我也晕车。有一次，父亲带我出远门，坐了一整天的车，父亲就照顾我一整天。在车上，我头晕目眩，居然从上车一直吐到下车，下车的时候甚至不能直立行走了，浑身无力。

从那以后，我再也不敢出远门了，甚至患上了“出远门恐惧症”，看到公交车就会觉得痛苦。但是后来，一个朋友为我介绍一个偏方，就是每次坐车、坐飞机半小时以前用温水擦洗干净肚脐周围，之后在上面贴一片伤湿止痛膏，然后再在双手的内关穴上面贴上两张，提前做好准备，晕车的症状就能够得到缓解。

中医认为，内关穴和公孙穴具有治疗胃部和胸部不适的作用，对于晕车所产生的恶心、呕吐、胸闷均有疗效。肚脐又称“神阙”，和脾胃的关系非常密切，肚脐上的经脉和任脉、督脉有着密切的联系，所以肚脐疗法是常见的治疗呕吐的方法。孕妇经常使用该种方法治疗妊娠呕吐，美尼尔综合征患者也经常通过此法治疗呕吐，效果非常好。和这两种呕吐相比，晕车、晕船、晕机的呕吐就不算什么了。

之后在一次长途旅行中，我尝试了这种方法，没想到下车之后，真的一点事都没有，既没呕吐，也不头晕，好好地旅行了一次。后来，我又将这种方法推荐给了我的患者们。

实际上，我们平时所说的晕车、晕船、晕机学名“晕动症”。所谓晕动症，实际上就是指人们在乘坐飞机、车、船等的时候速度忽快忽慢，加上颠簸不断，超过了我们耳朵内平衡器官的适应范围，进而出现头晕、头痛、恶心、呕吐、虚脱，甚至休克。通常此类患者还会伴随着面色苍白、冒冷汗、心动过快或过缓等。

身体素质本身就比较差的患者，很可能还会受到周围污浊的环境干扰，加重或诱发晕车、晕船、晕机症状。

晕动症通常只发生在途中，有些人提前准备一些晕车药就能够应付过去。但是对于某些人来说，吃晕车药却什么事都不管，有的人可能为了坐车而不进食，或者干脆豁出去，愿意吐多久就尽情地吐吧。实际上，有了“贴肚脐”这个方法，晕动症患者大可放心了，不但远离了呕吐，出游旅行也会快乐得多。

温水蜂蜜，解酒醒脾

酒在我们的日常生活中发生着巨大的作用，因为朋友与朋友之间的交流总是少不了酒的。古人云：“无酒不成席”。还有这样的一种说法“酒逢知己千杯少，话不投机半句多”。但是经常饮酒也会让自己的身体变差。

中医上认为酒的属性是热性的，《神农本草经》一书中就有这样的记载："大寒凝海，唯酒不冰"。虽然书上这样说，我们在饮酒的时候还是要适量，才会对我们的身体有好处。

我有一位老友，他为了能够将生意做好，就会经常喝得酩酊大醉。朋友开的公司是一家广告公司，因此在平时的时候应酬非常多。有一天他签了一个非常大的单子，喝了很多的酒，回家的时候已经东倒西歪了。因此他的妻子很害怕，就打电话向我寻求方法。

我让她用温开水将蜂蜜冲开，让她给朋友喝五六勺就没事了。于是第二天早上，这个朋友打电话感谢我，他说他的夫人按照我的方法给他喝了蜂蜜水，然后过了两三个小时之后他的脑袋已经完全清醒了。以前在喝完酒之后，第二天总是会头痛，但是今天却完全没有这个症状。于是我告诉他，这个蜂蜜水的方法不仅仅只有解酒这么一个作用，还能够预防醉酒，若是加上葛花，效果会更加好。

葛花是解酒的一种药材。民间曾有这样的一种说法叫"千杯不醉葛藤花"，葛藤花就是现在的葛花。在我国古代的医书上称之为"解酒醒脾"，如《名医别录》就认为："葛花气味甘、平，无毒，主治：消酒"。

现在在市场上大部分的解酒茶中都含有葛花这种物质，有些还会直接命名为"葛花解酒茶"。葛花的作用就是减少肠道和胃对酒的吸收，并且还能够加强肝脏里乙醇脱氢酶的活性，因此加速酒精在身体中的新陈代谢，更好地将身体中的酒精挥发出去。

蜂蜜中含有大量的果糖，因此可以加快分解乙醇，将身体中的酒精快速分解。因此很多的喝醉酒的患者被送到医院以后，一般会被输送一瓶果糖液。人在喝醉的时候，往往会引起酒精性低血糖症，所以喝一些蜂蜜正好可以缓解这个症状。

我的朋友听了我的方法，以后每次在聚会喝酒之前都会喝上一壶葛花蜂蜜茶，这样喝酒的时候就不会出现醉酒的状况了。他说这个方法非常有用，在以后的聚会中，他被称为“千杯不醉”。不过我提醒他，就算钱再多，也没有身体重要，所以还是少喝一些酒为好。

若是找不到葛花，可以用葛根来代替，同样有分解酒精的效果。

除了以上的这个偏方，我们还要注意一下以下的问题，这样醉酒就更加不会发生了。

（1）喝酒之前要大量喝水，能再吃一勺食盐就更好了，这样可以起到利尿的作用，有助于身体中酒精的排出。

（2）在吃菜的时候多吃一些辣菜，最好是吃得满头大汗，这样酒精就可以通过汗液排出体外。因此，四川人在吃火锅的时候喜欢喝啤酒，十几瓶都不会喝醉，这就是吃火锅的时候容易出汗的功劳。

不过，这两个方法只是辅助的作用，因为酒精只有 10% 会随着汗液和尿液排出，剩下的都在肝脏中代谢分解。所以说，这两个方法只能起到 10% 的作用！